哈洛新知
Hello Knowledge

知识就是力量

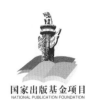

国家出版基金项目
NATIONAL PUBLICATION FOUNDATION

牛津科普系列

阿尔茨海默病

[美]史蒂文·R.萨瓦特/著

雷红星/译

华中科技大学出版社
http://www.hustp.com
中国·武汉

湖北省版权局著作权合同登记　图字：17-2021-119 号

图书在版编目（CIP）数据

阿尔茨海默病 /（美）史蒂文·R. 萨瓦特（Steven R. Sabat）著；雷红星译 . —武汉：华中科技大学出版社，2021. 10
（牛津科普系列）
ISBN 978-7-5680-7156-7

Ⅰ . ①阿… Ⅱ . ①史… ②雷… Ⅲ . ①阿尔茨海默病－防治－普及读物
Ⅳ . ① R749. 1-49

中国版本图书馆 CIP 数据核字（2021）第 147534 号

阿尔茨海默病　　　　　　　　　　　　　　　　　　　　　　　　[美]史蒂文·R. 萨瓦特　著
A'ercihaimobing

雷红星　译

策划编辑：杨玉斌
责任编辑：杨玉斌　陈　露　　　　　　　　装帧设计：李　楠　陈　露
责任校对：曾　婷　　　　　　　　　　　　责任监印：朱　玢

出版发行：华中科技大学出版社（中国·武汉）　　电话：（027）81321913
　　　　　武汉市东湖新技术开发区华工科技园　　邮编：430223

录　　排：华中科技大学惠友文印中心
印　　刷：湖北金港彩印有限公司
开　　本：880 mm×1230 mm　1/32
印　　张：11
字　　数：182 千字
版　　次：2021 年 10 月第 1 版第 1 次印刷
定　　价：98.00 元

谨以此书献给我的爱妻,凯西·瓦尔德曼,

她的博爱、慷慨、幽默和仁慈之心

是我永生难忘的福分。

谨以此书纪念鲍勃·纳森布莱特博士,

他既是一位杰出医生、治疗师和研究者,

也是一位用心的丈夫、父亲和祖父。

感谢他对我如兄弟般的呵护。

总序

欲厦之高，必牢其基础。一个国家，如果全民科学素质不高，不可能成为一个科技强国。提高我国全民科学素质，是实现中华民族伟大复兴的中国梦的客观需要。长期以来，我一直倡导培养年轻人的科学人文精神，就是提倡既要注重年轻人正确的价值观和思想的塑造，又要培养年轻人对自然的探索精神，使他们成为既懂人文、富于人文精神，又懂科技、具有科技能力和科学精神的人，从而做到"物格而后知至，知至而后意诚，意诚而后心正，心正而后身修，身修而后家齐，家齐而后国治，国治而后天下平"。

科学普及是提高全民科学素质的一个重要方式。习近平总书记提出："科技创新、科学普及是实现创新发展的两翼，要把科学普及放在与科技创新同等重要的位置。"这一讲话历史性地将科学普及提高到了国家科技强国战略的高度,充分地显示了科普工作的重要地位和意义。华中科技大学出版社组织翻译出版"牛津科普系列",引进国外优秀的科普作品,这是一件非常有意义的工作。所以,当他们邀请我为这套书作序时,我欣然同意。

人类社会目前正面临许多的困难和危机,这其中许多问题和危机的解决,有赖于人类的共同努力,尤其是科学技术的发展。而科学技术的发展不仅仅是科研人员的事情,也与公众密切相关。大量的事实表明,如果公众对科学探索、技术创新了解不深入,甚至有误解,最终会影响科学自身的发展。科普是连接科学和公众的桥梁。"牛津科普系列"着眼于全球现实问题,多方位、多角度地聚焦全人类的生存与发展,探讨现代社会公众普遍关注的社会公共议题、前沿问题、切身问题,选题新颖,时代感强,内容先进,相信读者一定会喜欢。

科普是一种创造性的活动,也是一门艺术。科技发展日新月异,科技名词不断涌现,新一轮科技革命和产业变革方兴未艾,如何用通俗易懂的语言、生动形象的比喻,引人入胜地向公众讲述枯燥抽象的原理和专业深奥的知识,从而激发读者对科学的兴趣和探索,理解科技知识,掌握科学方法,领会科学思想,培养科学精神,需要创造性的思维、艺术性的表达。"牛津科普系列"主要采用"一问一答"的编写方式,分专题先介绍有关的基本概念、基本知识,然后解答公众所关心的问题,内容通俗易懂、简明扼要。正所谓"善学者必善问","一问一答"可以较好地触动读者的好奇心,引起他们求知的兴趣,产生共鸣,我以为这套书很好地抓住了科普的本质,令人称道。

王国维曾就诗词创作写道:"诗人对宇宙人生,须入乎其内,又须出乎其外。入乎其内,故能写之。出乎其外,故能观之。入乎其内,故有生气。出乎其外,故有高致。"科普的创作也是如此。科学分工越来越细,必定"隔行如隔山",要将深奥的专业知识转化为通俗易懂的内容,专家最有资格,而且能保证作品的质量。"牛津科普系列"的作者都是该领域的一流专家,包括诺贝尔奖获得者、一些发达国家的国家科学院院士等,译者也都是我国各领域的专家、大学教授,这套书可谓是名副其实的"大家小书"。这也从另一个方面反映出出版社的编辑们对"牛津科普系列"进行了尽心组织、精心策划、匠心打造。

我期待这套书能够成为科普图书百花园中一道亮丽的风景线。

是为序。

杨叨子

（总序作者系中国科学院院士、华中科技大学原校长）

序

    当我穿梭于美国阿尔茨海默病协会各分会时,分会会长们和职员们经常问我同一个问题,即我是如何对患有阿尔茨海默病的人产生兴趣的? 这个答案要追溯到数十年以前。在我亲爱的姨妈海伦永远离开我们的那年,我才 10 岁。这是我人生头一次经历至亲的离世。当我还是小孩的时候,我的父母、祖父母、姨妈和我生活在一起,那时候,我每天都能见到姨妈。姨妈在离世前的 3 年里饱受脑损伤的折磨。最开始可能是一次轻度中风导致视力障碍,后来情况不断恶化,她时常感觉到剧痛,不得不用大剂量药物来减缓疼痛。当她 44 岁离开我们的时候,我的心像被掏空了一样,我深切感受到作家 C. S. 路易斯的真知灼见:"悲伤是我们为爱付出的代价。"在我姨妈离世后的 1958 年 11 月,我就立下志愿,我这辈子要做一些事情去帮助像我姨妈那样的人。

    到了 1980 年,我获得了神经心理学博士学位,并且作为教职人员在乔治敦大学心理系给本科生上了 6 年的课。在这 6 年,我几乎每周都会去约翰·霍普金斯大学医院阿尔茨海默病门诊部工作一天,对患有各种类型痴呆(包括阿尔茨海默病)的人进行神经心理测验。在他们参与的一些药物临床试验中,神经心理测验结果是对药效进行评判的重要依据之一。那是我第一次以专业身份面对面接触被诊断出患有痴呆的人,他们给我留下了鲜活的印象。我从接受我测验的人们和他们的照料伙伴那儿学到了很多,并因此去寻找能从他们那儿学到更多的机会——我的意思是向他们学习,而不仅仅是了解他们。因为毕竟是这些人患有阿尔茨海默病或其他类型痴呆①,他们能深切体会到疾病给自己带来的种种变化,而我是不可能体会到的。所以,为了更深入地探寻阿尔茨海默病对患者的影响,我需要有亲身感受的"老师",也就是那些无时无刻不饱受病痛折磨的人们。尽管我在门诊部的测验中学习到了很多关于阿尔茨海默病的宝贵知识,但其局限性也是很明显的。第一,一个人所经受的远远比那些测验所能体现的要丰富得多。第二,到医院门诊部所进行的神经心理测验跟一个人的日常生活相去甚远,通常,人们每天大部分时间的所作所为与测验所涉及的内容无关,当然,医护人员除外。事实上,人们每天的大部分时间都花

---

① 本书主要探讨关于阿尔茨海默病的相关知识,这些知识也大都适用于其他类型的痴呆。为提升阅读体验,除部分章节外,本书不再特意提及其他类型痴呆。——译者注

在日常生活场景里,所以我如果想深入了解患有阿尔茨海默病
的人,就必须在他们真实的日常生活场景里去了解他们,而不只
是在医院门诊部。这些场景包括他们的家,也包括成人日间照
料中心。白天,他们可以在成人日间照料中心获得社交兴奋
感,下午晚些时候再回家。在这些场景中,我从患有阿尔茨海
默病的人和他们的照料伙伴那儿学到了很多,也从跟我志同道
合的同事那儿学到了很多。这本书就是受这些经历的启发而
写成的。请允许我先举几个例子,用以定下这本书的基调。

实例一

有一次,阿尔茨海默病协会俄亥俄州迈阿密谷分会组织了
一次会议,我在会议上向 300 多位听众做了一次演讲,这些听
众包括已确诊的人、他们的家庭照料伙伴和一些专业人士。在
我的演讲结束后的问答阶段,有一个人举手提问:"我可以告诉
别人我妻子患有阿尔茨海默病吗?"我回答道:"你有没有问过
你妻子,你这样做,她有何感受?"他回答道:"没有,但我妻子就
坐在我旁边。"我看着他妻子说:"夫人,如果你先生那么做,你
会有何感受?"她毫不犹豫地回答道:"我希望他那么做。我想
让大家知道。"所以我又转向她丈夫说:"先生,这就是你想要的
答案。"

尽管那个答案可能对这位女士来说是正确的,但对于其他

已确诊的人来说却不一定了。但这不是关键所在。重要的是，这位先生在问这个问题之前有没有征询过他妻子的意见？她是否知道他在考虑这个问题？如果没有征询，那为什么没有呢？如果他问过而且知道她想让他将她的病情告诉别人，为什么他不选择直接相信她的话而要问我的意见？一个好的照料伙伴需要注意很多方面，其中之一就是保持沟通渠道畅通，并且无须隐藏自己对阿尔茨海默病诊断结果的真实感受。我们很多人被媒体大肆渲染的对阿尔茨海默病的负面理解所左右，这种负面理解所产生的效应对已确诊的人和他们的照料伙伴都没有任何好处。我们有没有跟已确诊的人进行坦诚的交流？我们有没有让他也一起积极参与应对？如果我们没有，为什么没有？我们应该怎样学着去改进？

实例二

一位女士，同时也是一位母亲和祖母，在 3 至 4 年前被诊断出疑似患有阿尔茨海默病。我给她安排的神经心理测验的最后一道题是让她随心所欲地写一个完整的句子。她问我："你是医生吗？"我胸牌上的名字后面跟的是"Ph. D."。我不想跟她解释我这个博士跟医生是两码事（尽管共用一个英文单词），就干脆说："是的。"于是她写了一个句子，"很高兴能听见医生。"我对这个句子很好奇，因为我们一般面对面交流时不会用这种表达方式。确实，当门诊部全体医疗专家讨论她的病案时，主治医师认为她用"听见"而不是"看见或见到"是典型的错语症症状——阿尔茨海默病导致的一种无意识的语言错乱，她其实是想写"很高兴能见到医生"。阿尔茨海默病确实会影响口头和书面语言能力，所以她犯了主治医师所说的那种语言错误似乎合情合理。但是，在那天的整个测验过程中，我和她确实有着暖心而投入的交流。

随后，我跟她的主要照料伙伴（她的成年女儿）进行了交谈。我了解到她是一位热心又慈爱的母亲，近期刚丧偶。她45年的婚姻关系很紧张，因为她丈夫一直用粗暴的语言虐待她。于是，我马上想到了她写的那个句子。有没有可能她因为在几十年的婚姻中饱受语言虐待而对别人跟她说话的方式特别敏感？既然我们那天有那么暖心的交谈，也许她真的是想写"很高兴能听见医生"。如果是这样，那么她用"听见"这个词就不是阿尔茨海默病导致的语言错乱，而是在她人生背景下对她当时的感受的一个完美表述。

这连带出一系列问题：

（1）这个案例是否在告诉我们，其实我们遇到的很多看似不正常的行为不一定是阿尔茨海默病的症状，而是跟患者的人生经历相匹配的正常行为？

（2）这种并非有意的错误理解会不会存在于照料伙伴的意

识中,导致照料伙伴对患者产生更负面的印象?

(3)这种错误的负面印象会不会对照料伙伴跟患者的交流产生不好的影响,从而加重脑损伤带来的影响?

(4)这种误解会不会是由诊断结果直接导致的? 也就是说,如果我们预料会看到病症,会不会没问题时也认为有问题? 这会不会给患者带来负面的影响?

(5)依此类推,会不会还有一些正常且完好的心理能力我们没有觉察到? 如果有,是什么心理能力?

(6)我们正确地识别和支持这种完好的能力,会不会改善被诊断出患有阿尔茨海默病的人的体验和行为,从而让照料伙伴的努力更见成效?

实例三

他68岁左右,4年前被诊断出疑似患有阿尔茨海默病。我正准备对他进行一系列神经心理测验时,他跟我说,"医生,你得想想办法帮我们重新找回人生的意义。"尽管他在某些认知方面有严重缺陷,而且几年前就确诊了,但他提问题的方式表明他在思考某些重要而且抽象的问题方面是正常的。具体来说,他通过这句话表明他相信:

(1)理解人生的意义很重要,这是活着的理由;

(2)在当下,他在这个方面有所欠缺;

(3)他需要别人帮助他再一次找回人生的意义；

(4)如果能找回人生的意义，他会活得更好一些。

这是健康的人在人生的不同阶段会进行的深度思考，追寻人生的意义在我们的文化里几乎对每个人都是很重要的。这个4年前就被诊断出疑似患有阿尔茨海默病的人能思考这个问题，很好地反映了阿尔茨海默病诊断的意义。我们还是用问句来表述。有没有一种可能，尽管患者在神经心理测验中表现出在记忆和其他认知能力方面有严重问题，但他仍然能像健康的人一样思考一些复杂而且有重要意义的问题？如果有这种可能，别人该怎样对待他才恰当？为什么有些人在某些方面有非常严重的功能缺失，如被诊断出疑似患有阿尔茨海默病，却仍然拥有其他某些完整的重要认知功能？

实例四

这位男士80岁出头。他的经历就是那种时常听到的移民故事：怀揣几块钱来到美国，最终成为华盛顿哥伦比亚特区赫赫有名的商界人士。现在，他被诊断出疑似患有阿尔茨海默病，并且在参加一项药物试验。同时，他在小微企业管理局做义工，给想创业的年轻人提供建议和答疑。这听起来有点奇怪，被诊断出疑似患有阿尔茨海默病的人怎么可能给想创业的年轻人提供建议和答疑呢？但这并非个例。有一天，我花了好几个小时给他做神经心理测验。在很多方面,他思维非常敏捷清晰,测验完成得和健康的人一样出色。但是在另外一些测验上,他表现出跟他的诊断结果相符的明显的缺陷。当测验环节结束以后,他的妻子问我他在测验上表现如何。我告诉了她实情,她却很恼怒,如她所说,"你怎么看不出来他只剩下一个空壳了?你居然告诉我他在某些方面表现得还不错。"诸如此类。她说了一通,然后又去找别的医生继续抱怨。

可以肯定的是,这位男士的疑似患有阿尔茨海默病的诊断结果是对的。他的妻子对此病症的特征有所了解,深受病症及其给他们的共同生活带来的不便的困扰。反过来说,这也让我百思不得其解:尽管这位男士在某些方面的功能丧失和缺陷是显而易见的,但测验结果确实表明他拥有一些无法否认的能力。他妻子不仅不对此感到高兴,反而对测验的可靠性和真实性产生怀疑。这样一位每天跟他生活在一起的妻子,怀疑他仍拥有某些认知能力的妻子,时时刻刻都在关注他的缺陷的妻子,在日常生活中会以什么方式对待他呢?如果她仅仅把他当成她眼中的空壳,这会不会影响到他的行动以及他对自身的感受?他会不会感到抑郁?如果会,他的抑郁会不会被当成阿尔茨海默病的症状,而不是对他拥有的那些思考、理解、交流能力没有被人认可的失望反应?既然我们每个人都希望别人欣赏自己的优点而不是老盯着自己的短板,那么阿尔茨海默病患者对于别人不看重自己的正面特质有何感受呢？他们会不会更加沮丧？抑或被诊断出患有阿尔茨海默病是否就意味着患者可以完全忽视别人只把自己定义为有认知缺陷的人，而不会欣赏他积极的、有价值的特质？

我们如何能在承认认知缺陷这一现实的前提下发现被诊断出患有阿尔茨海默病的人还拥有的正常能力甚至长处？我们如何能同时支持他们发挥这些长处并应对那些缺陷，以达到既促进这些长处又不否认那些缺陷的存在的目的？阿尔茨海默病到底意味着什么？阿尔茨海默病有哪些类型？一个人被诊断出患有阿尔茨海默病之前，大脑里发生了哪些变化？一个人被诊断出患有阿尔茨海默病对他意味着什么？患者在日常生活场景里会受到哪些正面或负面的影响？对于那些需要生活照料和家庭护理的患者来说，这意味着什么？我将在这本书里解答这些问题以及很多相关问题。

这本书的总体思路

这本书定位为适合普通大众阅读的科普图书，但这并不意味着书里包含"每个人都需要知道的所有事情"，因为那远远不是这样一本小书能说清楚的。所以在这本书里，我从众多的病例题材里挑选了一些我认为每个人都需要知道的关于阿尔茨海默病的知识。我对题材的挑选是基于我过去36年跟已确诊的患者和他们的照料伙伴的交流,以及我在美国、加拿大、欧洲各国、澳大利亚和新西兰跟以这些人和专业人士组成的听众交流的心得。

在这本书里,我采用的是生物-心理-社会医学模式。也就是说,我将探讨阿尔茨海默病的生物学、心理学、社会学这几方面的内容。生物学方面包括:典型的征兆和症状是什么?脑部哪些区域有损伤?对脑细胞本身以及相互之间的交流有何影响?这些损伤导致的常见的影响有哪些?如何做出诊断?有没有遗传因素?有哪些处方药,这些药的作用机理是什么,有效果吗?一般来说,生物医学方法大体就涉及这些内容,但对一个人来说,需要了解的内容并不仅限于一次诊断和导致诊断与治疗的这些生物学问题。

举例来说,某人感受到了脑损伤带来的影响,感受到已经丧失了某些能力并且还有一些能力也在减退。那么这些能力的丧失对那个人来说意味着什么呢?他有何反应呢?是大多数人对某些能力的丧失有相似的反应还是因人而异?如果大家有不同的反应,为什么会不同?人们是如何应对这些能力的丧失的?这些都是很重要的问题。这就是为什么我们要从心理学角度探究阿尔茨海默病(生物-心理-社会医学模式中的心理学部分),以便于我们理解患者的主观感受。毕竟,如果我们不懂得患者有怎样的感受,这个世界在他们眼里是什么样的,他们最在意的是什么,那么我们怎么可能尽最大可能帮助他们呢?如果我们无法尽最大可能用非药物手段帮助他们,那么会不会对照料伙伴也有负面影响?这将带来哪些情感上和经济上的损失?反过来说,如果我们确实对患者的主观感受非常了解,这会不会对照料伙伴和患者双方都有益处?我们大多数人都希望被别人理解、同情甚至感同身受,并且我们看重那些跟我们分享感受的人。难道我们认为被诊断出患有阿尔茨海默病的人会有不一样的感受吗?

至此,我们对阿尔茨海默病的生物学和心理学方面有了大体了解,那么社会学在哪里发挥作用呢?不可否认,我们都生活在一个社会世界里,我们大多数时间都得跟人打交道,享受各种各样的人际关系,有些亲近,有些是不同程度的熟络。人际交往是我们生活里至关重要的一部分。人际交往真的有那么重要吗?举一个极端的例子,监狱中最重的惩罚之一是关禁闭(也就是无法跟任何人交流)。在我们跟其他人的交往中,我们一起建立各种各样的人际关系。这些人际关系在我们生活中形成了丰富而且有价值的社会结构。那么如果我们被诊断出患有阿尔茨海默病,我们的社会关系会受到什么影响呢?通常情况下,患者感到失去了一些社会关系,同时也就失去了在那些社会关系中表达自己的机会。如果他们在别人眼中仅仅是或主要是一个阿尔茨海默病患者,他们会有何感受?别人用这种眼光看待他们,意味着会怎样对待他们呢?这会对他们的社会关系产生什么样的影响?对他们内心的心理感受又会有什么影响?如果别人主要看到他们的众多属性里他们自己最不喜欢的一面,比如阿尔茨海默病患者,他们会作何感想?换作是你,你又会怎样处理?我们能不能跟患有阿尔茨海默病的人做朋友?如果能,该怎么做?如果一个患有阿尔茨海默病的人能享受友谊,这对阿尔茨海默病的内涵又意味着什么呢?诸如此类的问题都与生物-心理-社会医学模式的社会学部分相关。

当你读完这本书的时候,你会懂得阿尔茨海默病的定义,是什么导致了阿尔茨海默病,以及阿尔茨海默病患者的脑部发生了什么变化。除此之外,你将会看到隐藏在诊断和认知缺陷后面的那个鲜活的人,那个仍然拥有某些认知能力和社会情感的人,那个值得付与关心、尊重、耐心和爱护的人。我希望你在读完这本书以后对他们的情况有更多了解,因此,你也许会开始关心他们,会理解他们如何艰难应对疾病带来的认知减退。也就是说,你会看到那个隐藏在诊断标签后面的人的艰难挣扎,就像著名神经心理学家亚历山大·鲁利亚(Alexander Luria)所说的,"绝境中人的坚韧",让生活尽可能地好一些,保留一些表面上的自尊和荣耀,避免给人特别是给他的至亲至爱之人增添负担。也许并非夸张地说,你将看到阿尔茨海默病本身

并不能剥夺一个人的尊严和人性。你将学到如何识别患者仍
拥有的能力，如何顺畅地跟患者交流，尽管他们很难用正确完
整的句子来表达自己，但你可以明白他们想表达的主旨，并且
了解如何确认你的猜想的准确性。你将会明白你能尽力帮助
的方面也是有限的，跟阿尔茨海默病患者一起生活时要学会接
受那些你必须接受的东西。现实是你不可能把一切都变得好
起来。当然你也会明白，你不可能把一切都变得好起来并不意
味着你一点都不能改善境况。你将学会设身处地地为患者着
想，由此培养你的关爱之心和同情心。

最后，你甚至会发现跟患者一起努力应对困难，其实对每
个人来说都是一种高尚的行为，尽管跟被诊断出患有阿尔茨海
默病的人一起生活绝非易事。这对我们所有人来说都是一个
大的挑战，但我们还是要去看到彼此最好的一面，做对彼此来
说最好的事情，尽最大努力去应对困难，去倾听林肯所说的"人
性中的善良天使"的声音。我认为我们跟阿尔茨海默病患者相
处的方式，反映的是我们自身的人性以及这种人性到底能发展
到什么程度。我关注阿尔茨海默病患者并在这一领域努力工
作的动力是，我相信人们在遭受重大脑损伤以后精神上仍存在
韧性，我也相信人性化的对待和对阿尔茨海默病内涵的清楚认
识的价值。因此，我在跟阿尔茨海默病患者交流的过程中才能
与他们共度一些美好时刻。美好时刻可以聚少成多，变成美好

的一小时甚至美好的一天，对患者和健康的人来说都是如此。被诊断出患有阿尔茨海默病的人和他们的照料伙伴在和我的交流中展现出了非凡的勇气、友善、脆弱和大度，这些都是我人生厚重的积淀。我希望这本书和他们的故事也会深深地影响到你的人生。

史蒂文·萨瓦特
于华盛顿哥伦比亚特区

致谢

　　如果没有从很多杰出人士那里学到的知识，我是不可能完成本书的写作的。这些杰出人士中，非常重要的是几位被诊断出患有阿尔茨海默病或其他类型痴呆的人和他们的家属，他们是我的老师：B 博士，M 博士，U 将军，D 夫人，C 博士，E 夫人，L 夫人，R 先生，K 夫人，B 先生，O'B 神父，A 夫人，M 先生，J 博士，F 夫人，H 神父，N 先生，R 夫人，D 神父，C 先生，C-B 夫人，S 女士，B 女士，S 先生和他们的家属。他们在如此可怕的疾病面前表现出的大度和勇气完美地诠释了人的含义。尽管我永远不可能完全偿还我欠他们的人情债，但我将继续尝试把爱传递下去。

　　同等重要的是那些全身心投入"战斗一线"的与我志趣相投的人们，我们会一起帮助那些患者和他们的照料伙伴，在此过程中，我也学到了很多有启发性的照料方式。我要深深地感谢马里兰州银泉市圣十字医院成人日间照料中心的历任主任，吉姆·麦克雷（Jim MacRae）、鲍勃·格罗斯曼（Bob Grossman）、贝丝·夏皮罗（Beth Shapiro）以及塔米·迪尤尔（Tammy Duell）。他们慷慨地让我和我在乔治敦大学的本科学生们在过去 30 年里融入成人日间照料中心，所以我才有机会跟患者和员工们互相学习，互相给予支持。同样，我要感谢成人日间照料中心的社工马吉·格罗斯曼（Marji Grossman）和埃林·霍华德（Erin Howard），还有中心的员工们，他们为了尊重和支持患者的人性与尊严而勤勉地工作，我从他们那儿学到了很多很多。

我还要感谢沙伦·阿金（Sharon Arkin）、迈克尔·贝弗吉（Michael Bavidge）等教授和博士富于启发性的研究。他们揭示了患有阿尔茨海默病或其他类型痴呆的人的生活和长处的诸多方面，以及绝佳的照料方式涉及哪些方面。我非常感激他们，也非常崇敬他们。我还从达琳·霍华德（Darlene Howard）教授那儿学到了内隐记忆系统的知识，从吉姆·赖密尔（Jim Lamiell）教授那儿学到了将推理统计应用到个体的技巧，对此表示感激。

关于患有阿尔茨海默病的人如何被看待和对待及其哲学和伦理上的含义方面，朱利安·休斯（Julian Hughes）教授的深邃见解对我来说有不可估量的价值。他那些经过深思熟虑而写就的书和文章,对所有想改善患有阿尔茨海默病的人和他们的照料伙伴的生活的人们来说是很好的礼物。他慷慨地为本书初稿提供了令人信服的评论和大有帮助的建议。莉萨·斯奈德(Lisa Snyder)对阿尔茨海默病患者和他们的照料伙伴的体贴入微,以及她在互助小组里帮助大家展现自己长处的超凡能力,还有她在书和文章里对这些事情的记录,都让我受益匪浅。我很幸运能认识他们并从他们那儿学到很多,跟他们的友谊是我一生的福分。

我在乔治敦大学 40 年的教学生涯中有幸遇到了很多优秀的本科学生。他们有开放的思想、敏锐的头脑、全新的视角,而且他们提出的关于脑损伤患者的问题教会了我很多。我也很感激他们的好奇心和本真之心,他们让我对未来充满了希望。

最后,如果不是我已故父母强烈鼓励我去追寻我自己内心的幸福感和满足感,如果不是他们言传身教,友善地对待他人,我也不可能写这本书,我的人生也可能完全不一样。对他们的爱和感激永驻我心。

我还得感谢伊丽莎白·洛肯(Elizabeth Lokon)教授,俄亥俄州迈阿密大学牛津分校斯克里普斯老年医学中心"通过艺术打开心扉"项目负责人。我也同样感激她在激发被诊断出患有痴呆的人的创造性方面所做的极其重要的工作。

目录

1 痴呆   **1**

痴呆是单一疾病吗?   2

确诊痴呆意味着这个患者精神错乱吗?   3

为什么给痴呆和精神错乱划清界限很重要?   3

痴呆有哪些明确的症状?   4

为什么在标准测验中的表现会跟在日常生活中的不一样呢?   6

被诊断出患有痴呆的人会显现稳定的缺陷吗?   11

这对照料伙伴意味着什么?   12

为什么是照料伙伴而不是看护员?   13

确诊痴呆意味着"漫长的告别"吗?   21

2 阿尔茨海默病的生物学研究   **25**

阿尔茨海默病对脑部有哪些影响?   27

有没有遗传因素?   28

脑部存在斑块和缠结就意味着一个人患有阿尔茨海默病吗?   30

到底是什么原因导致脑部产生斑块的呢？　　　　　　　33

阿尔茨海默病是如何被诊断出的？　　　　　　　　　　34

有没有其他生物标志可以用于阿尔茨海默病诊断？　　　35

有哪些记忆问题是阿尔茨海默病导致的？　　　　　　　36

我们有没有可能把一个患有阿尔茨海默病的人找词困难的

　　问题误认为更严重的病理问题？　　　　　　　　　　41

患有阿尔茨海默病的人是"记忆丧失"还是有"记忆功能

　　障碍"？　　　　　　　　　　　　　　　　　　　43

什么是内隐记忆？　　　　　　　　　　　　　　　　　44

被诊断出患有阿尔茨海默病的人在日常生活中会表现

　　出完整的内隐记忆吗？　　　　　　　　　　　　　46

把同一问题被反复问及都当成是第一次被问那样去对待，

　　容易做到吗？　　　　　　　　　　　　　　　　　51

了解内隐记忆为什么对每个人都有帮助？　　　　　　　52

阿尔茨海默病相关的脑损伤还会导致别的功能障碍吗？　53

有没有对患有阿尔茨海默病的人有价值的药物？　　　　64

这些药物是如何起作用的？　　　　　　　　　　　　　64

这些药物对每个患者都有帮助吗？　　　　　　　　　　65

为什么会是这样的？　　　　　　　　　　　　　　　　66

可不可以用药物来应对痴呆的行为精神症状？　　　　　67

3　阿尔茨海默病患者的主观感受　69

为什么去了解"被疾病占据的那个人"很重要？我们应该
怎么做？　73

患有阿尔茨海默病的人在诊断过程中有什么感受？　76

一个人患有阿尔茨海默病有什么样的感受？　79

是疾病的症状还是对能力丧失的反应？　84

阿尔茨海默病导致的注意力问题是如何影响一个人的感
受的？　87

一个患有阿尔茨海默病的人能感受到幸福吗？　92

患有阿尔茨海默病的人还有生活的目标和价值追求吗？
他们有没有自豪和自尊的感觉？　96

患有阿尔茨海默病的人会对他们的某些能力的丧失做出
反应并设法避免尴尬吗？　104

被诊断出患有阿尔茨海默病的人会有幸福体验感吗？　107

4　阿尔茨海默病患者的社会生活　113

人们对于衰老整体上有没有负面的刻板印象？　114

是否连医护人员也对患有阿尔茨海默病的人有负面的
刻板印象？　116

是什么导致患有阿尔茨海默病的人在社交场合

　缺乏安全感？　　　　　　　　　　　　　　120

我们如何帮助患有阿尔茨海默病的人获得安全感？　128

为什么积极主动地倾听和采取意向性立场能帮助患有

　阿尔茨海默病的人感到安全？　　　　　　　136

我怎样去跟患有阿尔茨海默病的人做朋友？　　148

友谊对于患有阿尔茨海默病的人来说重要吗？　151

被诊断出患有阿尔茨海默病的人能够结交新朋友吗？　153

生活在护理院的患者能跟其他患者建立彼此关爱的关系吗？

　长期住在护理院存在哪些挑战？　　　　　　157

每个被诊断出患有阿尔茨海默病并长期住在护理院的人

　都是这样的吗？　　　　　　　　　　　　　165

为什么我们不能仅仅采访护理院的员工，只听取他们

　对于患者的看法？　　　　　　　　　　　　167

5　心理韧性、自我意识和创造性　　　　　　169

什么是心理韧性？　一个人如何变得具有心理韧性？　171

有没有关于确诊患者的心理韧性的研究？　　　172

哈里斯的研究对于帮助确诊患者的重要意义有哪些？　175

心理韧性还包含伤感吗？　　　　　　　　　　177

家人和朋友如何能帮助患者培养心理韧性？　　179

互助小组有助于形成心理韧性吗？   180

确诊患者还能继续成长改变吗？   184

患有阿尔茨海默病的人是否丧失了自我意识？   187

自我意识的三个方面跟患有阿尔茨海默病的人有什么关联呢？

194

为什么在日常生活中把被诊断出患有阿尔茨海默病的人

称作"阿尔茨海默病患者"是一种伤害？   203

为什么把散步说成"漫游"会对心理韧性有负面影响？   210

被诊断出患有阿尔茨海默病的人是否有创造性并且欣赏

别人的创造性呢？   212

OMA 项目对患者自我意识和心理韧性会有积极作用吗？   224

有没有其他证据表明协作式的工作能减少污名化？   226

患者和照料伙伴对参加跨代合唱团活动有何反应？   228

其他的艺术类项目对患者也有益吗？   230

6   照料的类型和精神寄托的作用   235

什么是全面理解？   237

照料的方式有哪些？   241

什么是以人为中心的照料方式？   242

在日常生活中如何体现以人为中心的照料方式？   243

护理院或长期照料住所能否提供以人为中心的照料服务？   251

什么是以关系为中心的照料方式？ 258

如何关爱健康的照料伙伴？ 261

照料伙伴能否保持自尊并避免挫败感？ 263

作为照料伙伴，有没有积极的方面？ 265

患有阿尔茨海默病的人在生活中有没有精神寄托的问题？ 271

7 结语 275

患有阿尔茨海默病的人还保留着哪些长处？ 277

我们如何用对所有相关的人都有效的方式应对上述差异？ 279

那么如何加强我们的内部控制源呢？ 281

这容易做到吗？ 282

但是，真正做好所有这些事情的基础是什么呢？ 283

我们为什么不应该放弃被诊断出患有阿尔茨海默病的人？ 283

参考文献 291

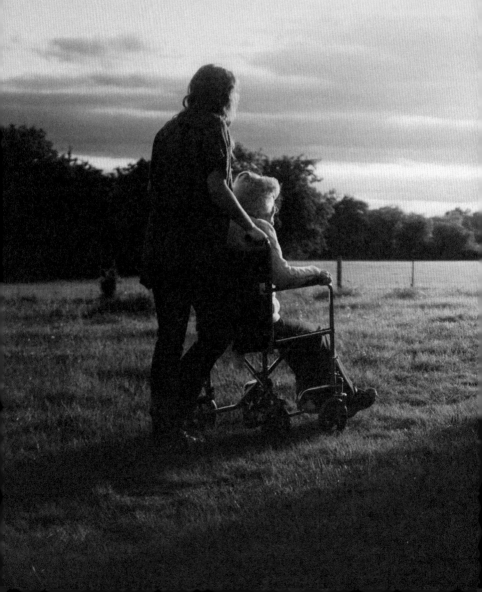

1 痴呆

人们经常问我这类问题："阿尔茨海默病比其他类型的痴呆更糟糕吗?"或者"我们什么时候会找到治愈痴呆的疗法?"首先,我们还是了解一下到底什么是痴呆,因为阿尔茨海默病和其他一些疾病都可能导致痴呆病症。在20世纪的绝大部分时间里,人们主要是从生物医学的角度来解读痴呆的。也就是说,被诊断出患有痴呆的人是"患者",只有医护人员才有相关专业技能去"管理"他们的患者,这个"管理"用现在的话说就是给患者"提供照料服务"。医护人员认为,他们和患者的家庭成员在患者身上观察到的某些行为的缺陷和改变是由脑损伤直接造成的。所以,人们误认为治疗这种疾病的唯一方法是生物医学方法,就和医生治疗其他疾病的思路一样。但是,就像我在序里提到的,生物医学的视角只是看待这一疾病的诸多视角之一。有人说看一头大象有360个不同视角,其实是有一定的道理的。同样,理解痴呆也有生物医学视角以外的角度。所以我们先来介绍一下什么是痴呆,看看它到底是什么。

痴呆是单一疾病吗?

不是。它是一种综合征,因为它是由一些相关的(医生能发现的)迹象和(患者能感受到的)症状组成的。这些迹象和症状可以由很多能造成脑损伤的不同疾病导致,包括阿尔茨海默病、帕金森病、艾滋病，以及会导致中风的血管疾病等。尽管阿尔茨海默病是导致痴呆的主要病种（根据世界卫生组织 2015 年统计数据，占 60％～70％），但被诊断出患有痴呆的人不一定就患有阿尔茨海默病。

确诊痴呆意味着这个患者精神错乱吗？

当然不是。非常不幸的是，包括医护人员和神经心理学专家在内的很多人在提到患有痴呆的某个人时，会用"精神错乱的患者"或一个人"精神越来越错乱"等来描述。根据很多词典，精神错乱意味着疯疯癫癫、行为失控、脱离常理、失去理智，或者是"没脑子"。可以肯定的是，被诊断出患有某种类型的痴呆是绝对不能跟精神错乱画等号的。

为什么给痴呆和精神错乱划清界限很重要？

把一个被诊断出患有痴呆的人当成精神错乱的人，不仅是错误的，而且对所有相关人员来说还是很危险的。首先，这对患者来说是危险的，如果他被认为精神错乱，大家就会下意识地把他当成失去理智和脱离常理的人去对待，尽管他根本不是这样的人。当一个人一点都不疯癫却被人当成疯疯癫癫的人时,这会对当事人和他的家人造成精神上和情感上的巨大伤害。其次,医护人员把被诊断出患有痴呆的人当成精神错乱的人也是很危险的,因为这种想法会导致医护人员使用不恰当的药物或使用非药物疗法,这会给患者及其家人带来伤害,并且会破坏医护人员很多善意的努力。我们现在知道痴呆并不意味着精神错乱,这就又带来了下一个问题。

痴呆有哪些明确的症状?

根据《精神障碍诊断与统计手册》第 5 版(美国精神病学会,2013 年),痴呆现在被定义为一种主要的神经认知障碍。这意味着痴呆是脑(神经)损伤造成的,由此给一个人某些方面的思考和行动(认知)带来了负面影响。具体来说,痴呆会导致患者在以下方面的能力逐渐退化:

(1)学习;

(2)记忆;

(3)语言(口头表达以及对口头和书面语言的理解);

(4)感知与运动技能(正确地组织一连串动作,比如使用餐具、穿衣和识物识人);

(5)执行能力(提前计划,按社会常理行动,抽象/假设思维能力）；

（6）社会认知，包括识别人脸和面部表情、声音、姿势，对他人的个性和动机做出判断，预测他人可能的行为，以及规划自己和别人的互动方式；

（7）注意力（在一段时间内保持专注）。

上述这些能力或技能可以通过标准的神经心理测验进行评估。尽管神经心理测验被广泛用于临床试验中药效的评价，但是人们在日常生活中能做什么跟他们在测验时的表现不可以等同起来。也就是说，在测验中看到的某些思维缺陷并不一定能体现在日常生活中。与此同时，在测验中看到的某些思维缺陷确实又能准确反映出日常生活中的问题。

例如，一个人在测验中发现的记忆问题可能在日常生活中也存在，他可能会反反复复问同样的问题，尽管每次提问都得到了回答。这个人可能记不起来问过这个问题，也可能记不起别人的回答。这个人可能还有物品命名上的困难，比如，他想不起来某件物品的名称，干脆就说"那个东西"。反过来说，有人可能在诊所的测验环境下无法完成一个三级指令，比如，拿起这张纸，把它对折，再放到地板上。但同一个人在日常生活场景中又能很好地完成三级指令，比如："劳驾去弗兰克那边，端起他的餐盘，把残渣倒到垃圾桶里。"

如果一个人脑部前端受到损伤，他的执行能力有可能受到影响。这意味着他可能无法像以前那样提前规划；可能说一些不该说的话（比如脏话），而这个人在以前是不可能在公共场所这么说的；也可能有一些其他的不当行为，比如赤身裸体在房前屋后溜达，这也是在以前绝不会发生的。

为什么在标准测验中的表现会跟在日常生活中的不一样呢？

两者不一样的原因有很多。第一，在诊所里进行的标准神经心理测验是"脱离语境"的。也就是说人们在没有前后文的情况下被要求回答某些问题或做某些事情，而不是在我们的日常生活场景中进行。例如，在波士顿命名测验中，受试者可能会被要求在看到一张腕表的图后说出它的名称。这没有什么不妥的地方，而且绝大多数人会很容易说出它的名称。但对患有痴呆的人来说，如果像在测验中那样被突然问到这个问题，他就很可能想不起来那个物品的名称。但是，同样这个人在日常生活场景中看到一个朋友戴着自己很喜欢的腕表时，却会脱口而出："你戴的这个腕表真好看。"在日常生活场景和典型的动态社会环境中，这个人能正确地给出物品的名称。但是在测验场景中，他面对的不是典型的日常生活场景，就无法给出正确的名称。与此同时，这个无法给出正确的名称的人可能只是想不起来那个名称，但有可能知道那个物品是什么，而且在被提供多项选择时能识别出那个名称。比如，我给一位女士做过波士顿命名测验，她因为多次轻度中风而发展成血管性痴呆。这个测验是给她展示一些物品的素描并要求她说出物品的名称。在我给她看的黑白画中有一幅是芦笋，她看着画说道："它们是绿色的，非常美味，但它们太贵了。"当我给她几个选择时，她立刻否定了那几个错误名称，但当我说出"芦笋"时她立即选择它为答案。因此，那位女士清楚地知道她看到的是什么物品，只是想不起来那个名称，但是听到别人说出那个名称时马上就能识别出来。所以，她其实是知道那个物品的名称的，只是在测试中被问到时想不起来罢了。如果她的确不知道那个物品的名称，她在听到那个名称时是不可能做出正确选择的，也不可能很快否定那些错误的名称。

白大褂综合征患者在医院会处于焦虑状态

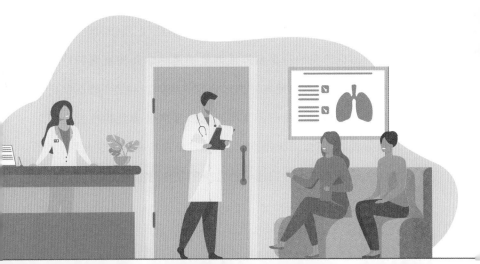

第二,有些人之所以在诊所测验场景和日常生活中表现不一样,是因为他们一旦去诊所就变得异常紧张。举例来说,不仅仅是那些痴呆患者,很多人都有"白大褂综合征"。他们每次见到内科医生或牙医时都很焦虑,血压也随之升高。焦虑会影响到我们做各种各样事情的发挥情况,所以会干扰到我们在标准测验中的表现。例如,在我遇到一位被诊断出患有阿尔茨海默病的女士的两年前,一位神经心理医师在医院的诊室对她进行了测验。这位神经心理医师在他的报告中记录到,这位女士走进他的办公室时步态不稳,这个症状跟"失用症"(无法完成熟练的动作)吻合,表明脑部额顶叶皮层受损。阿尔茨海默病是一种退行性疾病,所以我遇见这位女士的时候,她的境况不可能好过两年以前那位神经心理医师对她进行测验并记录她步态失稳的时候。也就是说,患有阿尔茨海默病的人的境况只会一天天变差。但是,她和我一起大步流星地行走时,她经常让我累得气喘吁吁。事实上,她丈夫说"她就是喝高了我都走不过她",她的步态不管怎样都不可能"不稳"。所以,那天她走进神经心理诊室的不稳步态根本就不是阿尔茨海默病和相关脑损伤造成的,而是她当时太过焦虑导致的。神经心理医师把这位女士的步态不稳归因于阿尔茨海默病是典型的社会心理学家所说的"基本归因错误"。这种现象是指在西方文化里,大家倾向于把人的行为归因于他自身的属性(性格和心态等),而不是他所处的社会环境。在这个例子中，神经心理医师在寻找阿尔茨海默病导致的缺陷，所以当他看到这位女士步态不稳地走进他办公室时，就自然而然将其归因于她所患的疾病，而不是她在那种情形下极度紧张的心理状态。

　　第三，这种误差的出现还可能是因为主持测验的医师的态度和举止影响到受试者回答问题的发挥情况。有些医师很平静、温和、善于激励，也有一些医师则完全不与受试者交流，显得很疏远。在这两种情况下，患有痴呆的人都会对医师的态度有所反应，而且会影响到他们回答问题的发挥情况。通常情况下，大家在面对平静、温和、善于激励的医师时的表现会好于面

患者在标准测验中的表现会跟日常生活中很不一样

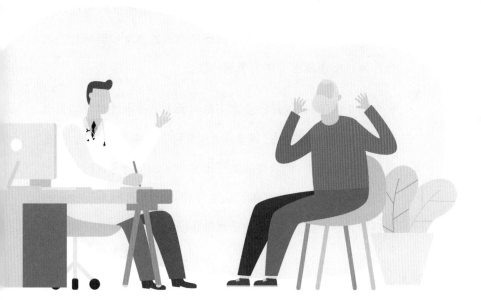

对有距离感和"非常客观"的医师时的表现。

由于上述这些原因,对标准测验有正确认识很重要。这些测验对于以受试者的认知能力,他们能做什么以及不能做什么不一定有明确的结论。但话又说回来,我们还是要认识到这些测验的重要性,所测验的能力的下降可以揭示一些严重的困难。作为诊断流程的一部分,我们应该去承认和接受这些困难。这些困难及认知能力的减退是不是完全能在日常生活场景中以同样的方式表现出来是另外一个问题。如果一个人在日常生活场景中表现得比测验中高效很多,他们还是应该能比较容易地回答测验中的大多数问题。但我想强调的是,尽管一个被诊断出患有痴呆的人在测验中表现出的困难是实实在在的,但他们在日常生活场景中却能清晰地思考问题,因此不应该假定他们在日常生活场景中的表现跟在测验中的表现一模一样。换句话说,被诊断出患有痴呆的人的思考和理解能力比他在测验中表现出的能力要强一些。

举个例子,据说那位步态不稳的女士的概念性思考能力有严重的下降(根据她在"概念形成"测验中的表现得知)。但在她和我的交流中,她清楚地展现出对公平这个概念进行构思和执行的能力。她非常注重不去做任何她认为对别人不公平的事情。这一点非常重要,我后面会再回到这一点阐述。我们这些被认为健康的人如何对待被诊断出患有痴呆的人非常重要，这既可以使患者做事情更容易一些，也可以妨碍他做正在做和想要做的事。同样，我们对被诊断出患有痴呆的人的期待值也会影响到他实际上会做什么，以及我们如何去解读他做的事。这最后一点非常清楚地体现在那位步态不稳而被归因于阿尔茨海默病的女士身上——那位神经心理医师基于他期待看到的去解读他所看到的。非常不幸的是，在大多数情况下，那些在诊所主持测验和面谈的医师极少在诊所外的日常生活场景中见过同一个人。这在美国尤其真实，诸如老年心理医师之类的专家极少去他们的患者家里拜访。但在英国不一样，老年心理医师经常会去他们的患者家里拜访。

被诊断出患有痴呆的人会显现稳定的缺陷吗？

不一定。脑损伤的特征之一是在完成各种各样的任务时表现出很大的不稳定性，比同一个人在健康状态下的不稳定性大很多。这种不稳定性可能表现在天与天之间、小时与小时之间，甚至时时刻刻都可能变化。因此，一个人可能刚刚能很好地回答问题，但下一刻或下一个小时可能就回答不好了。

这对照料伙伴意味着什么？

鉴于患者的脑损伤，我们必须把这种不确定性当成正常现象，要习以为常。认识到这一点可能让人像对待友好伙伴那样心平气和地对待患者，也可能让人懊恼无比，这取决于照料伙伴从哪个角度去看。例如，了解到一个人在思索物品的正确名称或亲属称谓（如妻子、丈夫、女儿、儿子等）方面有不确定性会对照料伙伴有益，他可能因此用这类话去想方设法鼓励患者："你会想起来的，所以要保持冷静，给自己施加压力是不会有帮助的。"如此一来，不稳定性就是伴随照料过程的一种常态，因为在某一刻做不好某件事并不意味着永远做不好这件事。我说这有可能让照料伙伴懊恼，意思是当患者能完成某件事的时候，照料伙伴可能会误以为情况在朝好的方向发展，但一个小时以后患者又把同一件事做错了，这会让照料伙伴很沮丧。所以我们一定要清醒地认识到不稳定性是常态，这样就不会做出错误的解读。

有些时候，作为配偶或成年孩子的照料伙伴会在某个方面质疑他的配偶或父母。例如，有一位男士跟他被诊断出患有阿尔茨海默病的妻子因参与一项研究而一起被采访和录像时，那

位男士突然问他妻子："我是谁？"他的妻子说不出他的名字或
"我丈夫"，只好温和而紧张地笑了笑。那位男士重复了这个问
题很多遍，他的妻子都是相同的反应，相同的微笑，直到她终于
说出"哦，你是我最爱的那个人"，并且她的表情和声音里洋溢
着深厚的爱意。很显然，她知道他是自己生命中很特别的人，
只是当时的情形下，在那一刻她想不起"丈夫"这个词或他的名
字。但是，如果不是那种当面问话的方式，患有阿尔茨海默病
的人通常是能想起名字或亲属称谓的。一般来说，被诊断出患
有阿尔茨海默病的人(很多时候对健康的人来说也一样)在当
面询问的情形下回想信息，会比在很自然的对话中被问及同样
的信息困难很多。

为什么是照料伙伴而不是看护员？

我们前面说过医师的态度和举止会影响到一个患有痴呆
的人在诊所测验中的表现，所以现在我们就可以理解，为什么
我们必须重视以什么方式称呼试图帮助痴呆患者的那些人，以
及他们如何称呼自己。

首先，我们必须认识到患有痴呆的人对于别人怎么对待他
们是有感知的，也是会做出相应的反应的。我们将在下面一个

章节更全面地探讨这个问题。现在，我们只考虑如果我们把自己当成"看护员"，就很容易想到我们是在替患者做事情，那就很容易导致我们想尽快把事情做完。举例来说，在美国中大西洋地区的一家收费非常高的护理院里，一名友善的助理经常给一位被诊断出患有阿尔茨海默病的 85 岁女士喂食。但那位老人是完全可以自己进食的，她孙女探访她的时候经常鼓励她这么做，她也都能顺利做到。为什么那名助理要给老人喂食呢？因为喂食比老人自己进食省时间，进餐时间是限定的，那名助理有很多事情要做，按时完成是基本要求，因为助理的工作表现首先取决于由他负责的所有老人是否按时完成了该做的事情。那名助理起的是"看护员"的作用，也就是一个帮助"管理阿尔茨海默病患者"的角色。但是与此同时，那名助理的工作方式带来了很大的负面影响，因为那位患有阿尔茨海默病的老人有一些一直都是自己完成而且现在仍然能够自己完成的事情，现在却越来越少有机会去做了。也就是说，那名助理是在"剥夺"那位老人的行为能力，完全把她当成根本就不会做任何事的人，或者把她当成小孩一样。那名助理起的是看护员的作用，而不是支持那位老人去帮助自己，也没有帮助那位老人尽最大可能发挥自己的能力，并且在此过程中不经意地让那位老人对他人的依赖性越来越强。

与此相反，照料伙伴、照料者或照料人（英国的说法）是互动双方中的一方。在这样的关系中，助理需要帮助患有阿尔茨海默病的人保持他的各种能力并将其发挥到极致。两个人协同工作的共同目标是把患有阿尔茨海默病的人作为常人而不是患者对待。如果一个患有阿尔茨海默病的人吃得很慢，也许这就是最适合他的方式。我们不能随意剥夺一个人自己进食的权利，而很多人会这样做仅仅是因为这会给他们带来便利，或是护理院的日程使然。我们在几十年的成年生活中都是自己选择什么时间吃饭、吃多快。有些人吃得很快，有些人吃得相对慢一些。试想一下，如果有人告诉你必须在规定的时间内吃完饭，就像参加那个老牌电视节目《限时完成》（*Beat the Clock*）一样，你会有何种感受。再举个例子，设想在某个早上的七点半，某个人（助理）说到了洗澡时间了，但是你在那会儿的确不想洗澡，因为你还没睡醒，但助理执意要这么做并把你从床上拽起来，你会有何感想。这事真真切切地发生在我认识的一位被诊断出患有痴呆的人身上，他住在一家收费昂贵的护理院里。那位男士是一位退役的陆军将军，他先是说他不想在那个时间洗澡。助理坚持要他洗澡，他坚决不洗。助理试图把退役将军从床上拽起来，那位将军做出了反抗并把助理推开了。因为这一举动，在助理的眼里，那位将军变得"好斗"和"不配合"。助理不是一个照料伙伴，而是一个看护员，其职责是在那个时间保证患者的卫生状况正常。公平地说,很显然,这名助理只是在干他的本职工作,而且开始时还是礼数周全的。同时,护理院的运行模式决定了助理必须这么做,所以我们不能将工作失误仅仅归罪于助理。问题在于护理院的管理理念,把看护作为职责,并要求助理迅速完成一些既定的任务目标。护理院一定要按照这种理念运作吗? 或者还可以采用其他方式?我在后面的一个章节会回答这个问题。

作为一个照料伙伴就完全不一样了。那将会涉及一个迥然不同的护理院管理系统,而且需要从一个全新的视角看待患有痴呆的人:他首先是一个人,是一个碰巧患有痴呆的人。因为病症,这个人可能无法像从前那样快速地完成某些事情。如果主要目标之一是支持这个人的独立生活能力,就需要允许这个人在进食上多花费一点时间。助理的任务,管理层的任务,

照料伙伴应该支持患者的独立生活能力

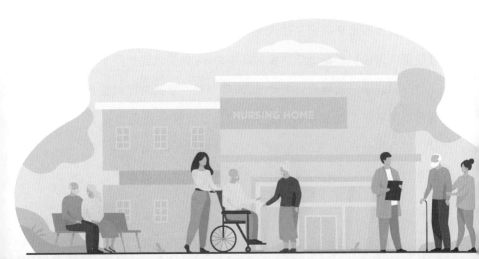

配偶照料伙伴的任务,以及成年子女照料伙伴的任务都是去促进那些需要促进的方面,去尽可能地鼓励患者保有独立性,去尊重患者保持独立和维持自尊的需求。照料伙伴会认识到他们是在一起努力,而看护员只是用该有的方式做他们该做的事情。照料伙伴注重互相协作,而看护员专注于完成手头的任务。照料伙伴是以人和关系为导向的,而看护员是以任务为导向的。

这个区别可以用威克斯(Weaks)等人在苏格兰进行的一项研究(2009 年)清楚地展示出来。他们给一些经验丰富的社区心理健康护士进行了以人为中心的心理社会学咨询培训。那些护士异口同声地赞扬这个培训项目。他们汇报说接受完培训以后,他们完成了从"管理患者"到"倾听客户(被诊断出患有痴呆的人)需求"的转变,以及从"做患者相关工作"到"跟客户一起努力"的转变。他们学会了仔细听取他们的客户的想法,去促进客户在情感需求和情感反应上的表达。他们从以任务为导向转变为以人为导向。换句话说,他们不再像以前那样认为他们的工作就是告诉患者该做什么,逐一高效完成任务清单上的每一件事,然后去下一个患者那儿。现在,他们认为自己的工作是花时间去听取和了解客户与家庭照料伙伴的需求,即使这意味着他们没有完成任务清单上的所有事。他们认为

自己变得更敞开心扉,更感同身受,能更聚精会神地听客户诉说,而且比接受培训前更有人情味了。例如,该研究的一名参与者说:

> 我发现自己现在去看某个患者的时候不再关注该填什么表或该吃什么药……我以前进门时总是在盘算,我必须把这个表格填好,确保我拿的药没错,然后以最快的速度离开那个房间,到下一个患者那儿去。我不再以这种方式工作了。我进门时不再带什么纸和笔之类的东西,我只是坐下来倾听,很奇妙的是,你根本不用说多少话就能从别人那儿收获很多,仅仅是点点头,仅仅用一点心理咨询的技巧就可以了。

另外一名参与者谈到这种方式的转变对自己有什么影响时说道:"我发现很困难,有时候非常非常困难而且痛苦……但对于人与人之间的关系来说,确实是前进了一大步。"

这种转变让我联想到马丁·布伯(Martin Buber)于1937年提出的概念,即从"我一他"关系到"我一你"关系的转变。前一种关系是超然的、冷淡的、抽象的,在情感上保持一个安全的距离。这在当今被错误地当成专业的,也正是在接受培训前护士和他们的患者之间关系的写照。与此相反,后一种关系需要走近对方,要发自内心地感同身受,这正是那些护士接受完培训以后所汇报的他们和客户相处的感受。他们更知道如何去支持客户自助,找到一些有创意的办法维持客户的某些重要的生活能力。有趣的是,那些参与威克斯研究(2009 年)的护士还汇报说,他们学到的用于患有痴呆的人和其家属的技能也适用于他们生活中的其他场景,由此他们更能胜任日常工作并且自信心也得到了明显提升。所以那些护士学会在对待客户和家属时更周到、更有人情味后,在日常生活中也变得更有人情味了。

这个发现后来得到了温蒂·莫伊尔(Wendy Moyle)和同事们历时一年(2016 年)完成的一项研究的支持。这项研究对澳大利亚的 4 家护理院中惯常的长期照料方式的痴呆护理能力模型的价值进行了比较。他们调查了不同模型是如何影响员工在工作中的感受以及对待被诊断出患有痴呆的人的不同态度。同时,他们研究了在家庭照料伙伴眼中患有痴呆的人的生活质量。这个能力模型强调了人的核心能力,包括但不限于:

(1)感觉受到尊重;

(2)独立生活但得到别人的关爱与支持;

（3）真实地感受和自如地表达情感；

（4）尽可能维持最佳健康状况；

（5）规划未来；

（6）通过施与受感受人与人之间的纽带关系；

（7）在人与人的关系中感受到自尊、尊严和共同的人性之美；

（8）让大自然成为生活的一部分；

（9）体验那些自己觉得有意义又有趣的游戏；

（10）拥有对自己生活的掌控感。

那些根据能力模型工作的员工对待患有痴呆的人的态度有明显的改善，并因此强化了自身的感受。同时，依照能力模型而不是惯常的长期照料方式照料患有痴呆的人也让家庭成员感受到他们所爱之人在享受更高质量的生活。所以，用这种非常人性化的方式对待患有痴呆的人会让员工在工作中有更大的满足感，也会让患有痴呆的人的生活质量明显提升。

诚然，这只是一项小型研究，但其意义是非常清楚的。痴呆不能阻止患有痴呆的人去感受生活中那些重要的方面，也不会阻止他们在感受到真诚的人性化对待方式时做出积极回应，不可忽视的是，真诚的人性化对待方式是他们在健康时就非常看重的方面。与此同时，那些尝试帮助患者发挥重要能力的员

工在工作中也更快乐一些。所以,我们是如何看待患有痴呆的
人跟我们如何对待他们是密切相关的。如果我们认为患有痴
呆的人是"一个空壳"或者"精神错乱的",就会导致布伯所说的
"我—他"关系和"看护员"方式。但如果我们相信患有痴呆的
人首先是个人,尽管这个人在某些精神和运动能力方面存在缺
陷,那么这将会形成布伯所说的"我—你"关系和"照料伙伴"方
式,这种方式被证明是对所有相关人员来说都更令人满意和备
受肯定的。

确诊痴呆意味着"漫长的告别"吗?

　　这个答案分两部分:(1)不是;(2)可能是。但没必要这样
想。首先,事实上我们每个人在出生的那一刻就被判了死刑。
因此我们相信我们生命本身从第一天开始就必然是一场非常
漫长的告别。所以,我们不用去想患了痴呆是"一场漫长的告
别"。用这种方式去看待痴呆将造就一个对任何相关人员都不
利的状况,其原因在前文已经讨论过。同样,人们经常要面对
一些自己感到很无助的事情,所以有些人完全有可能把亲人确
诊痴呆看作"一场漫长的告别"。不论如何,这是完全没必
要的。

反之,这也可以意味着"漫长的问候",就像凯茜·伯里(Cathe Borrie)在她于2015年出版的同名书里写的那样。该书描述了她作为她母亲的照料伙伴(她母亲被诊断出患有阿尔茨海默病和帕金森病)的经历。在这本扣人心弦的书里,伯里在作为她母亲的照料伙伴的过程中开始了解她母亲,并且和她母亲一起反思人生,从更深层次、更富有同情心、更友爱和有益的角度去反思。同样的情形也体现在埃莉诺·富克斯(Elinor Fuchs)于2005年在《纽约时报》上发表的文章里。在下面的一段节选里她回忆了一个跟她母亲(被诊断出患有阿尔茨海默病)交流的特别感人的场景。

"你是那个人吗,亲……亲……亲爱的?"在我最后一次探访她时,她结结巴巴地说,她的脸庞因为有点认出我来而容光焕发。当然,她无法把眼前这位女士身上的那些复杂联系串起来,包括这位女士的名字,"女儿"这个身份。我没有局限在她无法通过名字或身份"认出"我来。在这最后一幕,我们一起发现了新的人生。

很清楚的是,伯里和富克斯这两位女士并不认同痴呆意味着"漫长的告别"这个充满戏剧性的想法。相反,她们靠自己的力量跟她们的母亲建立了新的关系。这种关系给了彼此成长的空间,尽管她们的母亲都被诊断出患有阿尔茨海默病,但她们和她们的母亲仍然拥有温暖的回忆和满满的爱心,直到母亲生命的最后一刻。当然,了解这是可以做到的是一回事,了解她们是如何做到的又是另外一回事。我在后面讨论阿尔茨海默病的社会学方面时会再回到这个问题上来。

我们在上文探讨了关于痴呆的一些方面。我们接着深入探讨阿尔茨海默病这一类型的痴呆,因为大多数的痴呆患者所患的是阿尔茨海默病。我们学到的关于阿尔茨海默病的知识也大都适用于其他类型的痴呆。

2 阿尔茨海默病的生物学研究

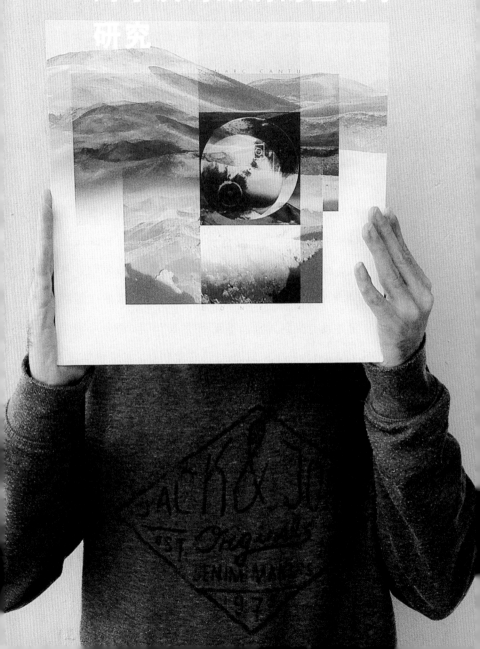

　　阿尔茨海默病最早是由阿洛伊斯·阿尔茨海默医生于1906年在他的患者D夫人身上发现的。阿尔茨海默医生在1901年见到D夫人时观察到非常显著的症状,这些症状在通常情况下被称为"老年期痴呆"(senile dementia)。这个病案一般也就这么定性了,但是D夫人去阿尔茨海默医生那儿就诊时才50岁出头。她表现出严重的记忆功能障碍,说话和理解词语含义困难(失语症),无法做出有目的的动作(失用症),出现幻觉(错误的感知)和妄想(错误的想法)。在D夫人去世以后,阿尔茨海默医生检查了她的脑部,发现她脑部有异常的蛋白质(β淀粉样斑块),还存在神经结构的改变(神经细胞的神经纤维有缠结)。尽管这种病症在1906年就被发现并且在1910年由埃米尔·克雷珀林命名,但阿尔茨海默病在随后的几十年里并没有受到关注。甚至到了1970年,著名心理学家布伦丹·马厄(Brendan Maher)还在他的《心理病理学原理》一书中评论,阿尔茨海默病在人群中发病率不高,所以不受心理病理学研究人员的关注。但是,随着发达国家成人预期寿命的显著延长,阿尔茨海默病的发病率在显著增长,阿尔茨海默病越来越受到卫生保健从业者和广大民众的关注。截至2016年底,阿尔茨海默病在美国影响着540万人,而且全球有4400万人被诊断出患有阿尔茨海默病。用于阿尔茨海默病的绝大部分费用花在护理院照料和家庭照料上。

阿尔茨海默病对脑部有哪些影响？

上面说到的斑块和缠结主要出现在皮质（大脑外层细胞）和一种叫作海马（形状似海马，由此得名）的结构中。斑块和缠结会导致大脑神经元死亡，而神经元的功能是在脑部和全身传导信息。这些斑块和缠结的存在与否可以用于区分阿尔茨海默病和其他类型痴呆，包括血管性痴呆和路易体痴呆。血管性痴呆是由脑部血管阻塞或出血（轻度中风）引发的，二者都会导致神经元死亡。血管性痴呆一般会比阿尔茨海默病来得突然，除非中风程度特别轻微并且它的影响是慢慢累积的。血管性痴呆本身不是退行性的，除非患者再次中风。路易体痴呆和帕金森病性痴呆是互相关联的，因为这两类疾病的患者都有路易体（神经元里一团一团的 α 突触核蛋白团块）。除了记忆和执行功能障碍之外，帕金森病性痴呆的常见症状还包括震颤、肌强直和行走困难等。患有路易体痴呆的人还有幻视的症状。只有病理解剖和尸体解剖这两种方法可以确定患者脑部是否有不同大小、形状的斑块和缠结，但出于安全考虑，病理解剖是极少实施的。至于哪一种蛋白质是导致阿尔茨海默病的更关键因素则尚存争议。有些科学家认为神经元外的 β 淀粉样蛋白起关键作用，另一些科学家则认为更关键的是神经元里面的

牛磺酸蛋白的缠结。但不管哪一种是关键因素(也许两者都
是),其结果都是神经元死亡,从而导致脑萎缩和受损脑区所控
制的功能的丧失。

有没有遗传因素?

  美国国家老龄化研究所在 20 世纪 90 年代对有阿尔茨海
默病患者的高危家庭进行了一系列重要的遗传学研究,并于
2003 年发表了相关研究成果。这些研究揭示了 21 号染色体

脑部损伤会导致相关的功能障碍

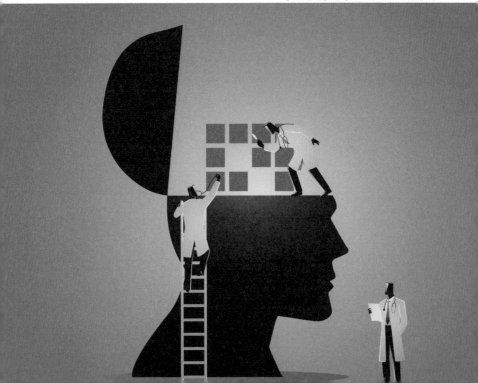

上的稀有遗传变异可以促进 β 淀粉样蛋白的生成并最终摧毁
神经元。另外,研究者在 1 号和 14 号染色体上也发现了致病
遗传变异。这些变异和 21 号染色体上的变异一样,都能导致
遗传性很强的阿尔茨海默病,也就是说有 50% 的概率是从父
母那儿遗传下来的。这些变异非常罕见,仅在几千个家庭中发
现那些变异基因携带者会出现早发性症状。但是变异的罕见
性并不意味着那些患者病症不严重或者对患者和其家庭来说
没有挑战性,相反,有些问题只要出现在有早发性症状的患者
身上,其家庭成员就可以去做血检,看看他们是否携带能导致
家族型阿尔茨海默病的致病基因。

另外一种遗传风险是跟迟发性(或散发性)阿尔茨海默病
相关的,也就是患者 60 岁以后出现症状的阿尔茨海默病。这
些人的 19 号染色体上的一个基因变异会影响载脂蛋白 E
(ApoE)的生成,该种变异产生三种等位基因变异体:ApoE2、
ApoE3 和 ApoE4。如果一个人从父母那儿各得到一个
ApoE4,那他患迟发性阿尔茨海默病的风险最高。如果一个人
只从父母一方得到 ApoE4,那他患迟发性阿尔茨海默病的风
险会低很多。载脂蛋白 E 的正常生理功能包括协助胆固醇转
运等。

在此要特别强调的是,尽管 ApoE4 等位基因的存在会增

加一个人患阿尔茨海默病的风险,但它本身并不直接导致阿尔茨海默病。所以,如果你做完遗传测试后发现你携带 ApoE4 等位基因,这并不意味着你将不可避免地患上阿尔茨海默病。这只意味着你比不携带 ApoE4 等位基因的人患阿尔茨海默病的风险高一些而已。通过遗传测试发现自己携带 ApoE4 等位基因可能会有一些负面作用,这体现在我的一名学生身上。这名学生跟我讨论了她父亲的遗传测试结果和她父亲的反应。她的父亲尚在中年,被告知测试结果显示他晚年将会有 17% 的概率患上阿尔茨海默病。他女儿注意到在他得知这个信息以后,每当他不能迅速回想起事情的时候,他就满腹狐疑地说:"哦!这难道就是阿尔茨海默病的开始吗?"其实,我们大多数人在开始衰老的时候都会在迅速回想起事情方面遇到问题,而这种问题在我们 20—50 岁的时候是不太会出现的。这并不一定就是阿尔茨海默病的征兆。现在我们尚不清楚担忧或其他心理状态,包括抑郁和压力等,会不会导致某些人患上阿尔茨海默病。无论如何,像我学生的父亲那样忧心忡忡肯定对他和他的家庭都没有益处。

脑部存在斑块和缠结就意味着一个人患有阿尔茨海默病吗?

不一定。

布莱斯德（Blessed）和同事们（1968 年）以及汤姆林森（Tomlinson）和同事们（1968 年, 1970 年）对已去世的被诊断出患有痴呆和没有被诊断出患有痴呆的老人分别进行了脑部检查。他们发现被诊断出患有痴呆的老人中有 40％的人没有出现脑萎缩（脑细胞死亡导致的脑的体积缩小），而没有被诊断出患有痴呆的老人中也只有 46％的人没有出现脑萎缩。至于脑部斑块，被诊断出患有痴呆的人中有 16％的人丝毫没有斑块，而没有被诊断出患有痴呆的那些人中也只有 21％的人丝毫没有斑块。在神经元纤维缠结方面，被诊断出患有痴呆的人中有 28％的人没有缠结，而没有被诊断出患有痴呆的人中也只有 39％的人没有缠结。其他一些研究者，比如阿尔伯特（Albert）和同事们（1984 年）发现脑萎缩在被诊断出患有痴呆的人中广泛存在（但并非每一位都是这样的）。因此，脑部斑块和缠结的存在并不一定意味着一个人患有阿尔茨海默病，并且一个人可以有这些斑块和缠结但毫无症状。

更进一步，研究表明脑部斑块和缠结的数量跟患有阿尔茨海默病的人的认知功能损害程度没有关联。在很多情况下，脑部斑块和缠结的数量超过阿尔茨海默病的界定值的人在认知测验中的表现可能跟脑部斑块和缠结的数量很少的人没什么差别。总而言之，脑部存在 β 淀粉样斑块并不意味着这个人已经患有阿尔茨海默病或将来某一天会患阿尔茨海默病。有些人 20 来岁的时候脑部可能就已经有斑块形成了,所以在老人的脑部有斑块不足为怪。克诺普曼(Knopman)和同事们(2003 年)发现在毫无阿尔茨海默病症状的老人中,有 33% 的人脑部有大量的 β 淀粉样斑块,如果这个人有显而易见的症状,那么他是肯定要被诊断为患有阿尔茨海默病的。所以,仅根据一个人的脑部有很多 β 淀粉样斑块而去推断他患有阿尔茨海默病是很困难的。

事实上,现在非常著名的由斯诺登(Snowden)主持的"修女研究"(在他 1997 年的文章里有深入探讨)向我们展示了我们对脑部斑块和缠结与阿尔茨海默病的关系的了解是多么地不足。斯诺登对圣母教女修道院的 678 名美国成员进行了长达几十年的研究,仔细分析了她们在 20 多岁时写下来的东西,并跟她们老了以后的记忆进行了比较。在她们去世以后,研究人员还对她们的脑部进行了仔细检查。其中一位叫玛丽的修女直到 77 岁还在全职教学,而且她在 84 岁退休以前一直兼职教学。甚至退休以后,她仍然住在女修道院,优雅地给大家讲述衰老方面的话题,热切关注当时世界上发生的事件,并且酷爱阅读。她签署了将脑部捐献以用于研究的协议书。在她离世后,研究人员检查了她的脑部,发现有跟阿尔茨海默病相关

的大量的斑块和缠结,但事实上,在她 101 岁的时候,她在常用
于评价思维能力的简易精神状况检查中得了 27 分(满分 30
分),表明她的精神状况一切正常。有趣的是,鉴于她的高龄和
曾接受的很一般的正规教育,研究人员曾预测她的得分是 8 分
(根据年龄)或 11 分(根据教育程度)。斯诺登对此的解释是,
玛丽修女的超强能力可能跟斑块和缠结在脑部的位置有关。
这一领域仍有很多未解之谜,特别是在哪些因素可能伴随脑部
的斑块和缠结的存在从而最终导致显而易见的阿尔茨海默病
症状方面还有很多内容是未知的。

到底是什么原因导致脑部产生斑块的呢?

现在仍不清楚到底是什么原因导致脑部产生 β 淀粉样斑
块的,并且它对阿尔茨海默病症状的重要性也不甚明朗。有研
究人员认为斑块和缠结的产生是衰老所致。所以又回到这个
问题,如果正常的(意思是"通常的")衰老伴随着脑部这些变化
的发生,而且很多人脑部发生了这些变化却没有表现出任何与
阿尔茨海默病症状类似的退化症状,那么诱发阿尔茨海默病的
原因到底是什么呢? 迄今为止,我们仍不清楚诱发阿尔茨海默
病的原因到底是什么,这是研究人员试图解开的众多重要谜团
之一。

阿尔茨海默病是如何被诊断出的？

现在还没有一项测验能非常确切地诊断出一个人患有阿尔茨海默病。医生们顶多能说一个人"疑似患有阿尔茨海默病"。这么说是基于很多原因的。

(1)如前文所述，也许一个人脑部有很多斑块和缠结，但是没有表现出痴呆的症状。

(2)有些人脑部的斑块和缠结很少，但有很明显的痴呆症状。

(3)在人们衰老的时候，他们脑部可能除了有斑块和缠结之外，还有血管问题和其他一些异常，所以很多人患有混合型痴呆，因为这些人的脑部有很多种异常现象。

(4)在所有被诊断出患有阿尔茨海默病的人中，没有一个生物学指标是高度一致的。

通常情况下，疑似阿尔茨海默病的诊断要基于"排他法"。也就是说，首先要排除那些可能导致痴呆的其他因素。这些因素主要包括中风之类的血管问题、维生素(含维生素 B)缺乏症、正常压力脑积水、抑郁、脑肿瘤、头部创伤(例如脑震荡)、帕金森病、谵妄、艾滋病、脑膜炎、梅毒、慢性酒精中毒，诸如此类。

所以,你去看了内科医生或全科医生后被发现有记忆问题,并不意味着医生会给出你得了疑似阿尔茨海默病的诊断结果。这首先需要进行很多测验和检查,而且最好是在声誉好的医院(通常是大学附属医院)由一个医疗团队来完成。而且,如上所述,即使在这种前提下,医生最多也只能给出"疑似患有阿尔茨海默病"的诊断结果。为方便起见,也为了节省篇幅,我在本书中将不再用"疑似"这个词,但你需要懂得"疑似"是暗含在整本书里的。

当一个人患有阿尔茨海默病后,他会表现出一些能力丧失或变化的迹象,这是相对于他健康时的能力水平而言的。这些能力丧失是逐渐发生的,不会很突然地发生。有一些能力丧失或变化的发生是脑损伤造成的,另外一些变化或丧失则可能是心理和社会因素导致的。

有没有其他生物标志可以用于阿尔茨海默病诊断?

有。

这些标志包括:脑脊液中牛磺酸和磷酸化牛磺酸含量的上升和 β 淀粉样蛋白 42 含量的下降,探测脑部淀粉样蛋白的正电子发射体层成像(PET)扫描结果为阳性,磁共振成像扫描显示的不均衡脑萎缩(颞叶或顶叶皮质中区)等。但这些生物标志尚未被建议用于常规诊断。麦卡恩(McKhann)和合作者们于 2011 年对阿尔茨海默病的最新诊断流程进行了详细的论述。

在下面的几节中,我将讨论那些仅仅由脑损伤导致的变化。在紧接着的几章中,我将讨论可能是由心理和社会因素导致的变化。这就是我在讲述每个人都需要了解的关于阿尔茨海默病的知识时要采用生物-心理-社会医学模式的原因。

有哪些记忆问题是阿尔茨海默病导致的?

我之所以用这种方式提问,是因为阿尔茨海默病不会导致所有类型的记忆功能出问题。既存在不同类型的记忆,也有从记忆中提取信息的不同方式。阿尔茨海默病会导致其中的某些方面出问题,但绝不是所有方面,所以我们回答这个问题要很具体,以便于照料伙伴能在这个重要的领域识别他们亲人的长处和弱点。

照料伙伴常常会提到一个现象,他们被诊断出患有阿尔茨海默病的亲人总是反反复复问同一个问题,即使每次提问都得到了回答也仍然如此。一个疑似患有阿尔茨海默病的人似乎无法回想两件事:(1)已经被给出的答案;(2)他已经问过同一个问题。这个人在以回想的方式从记忆中提取信息方面出现了问题。我们可以通过下面这些例子来区分回想和识别(另外一种从记忆中提取信息的方式)。当我们被问及下面这些问题时,我们要用到回想:今天星期几? 我们在哪座城市? 你的生日是哪天? 你的孩子的名字是什么? 你父母的名字是什么? 如果你在参加一次考试而且客观题要求你以填空的方式给出答案时,你需要用到回想去找到那个用于填空的词。回想是从记忆里提取信息的诸多方式中最困难的一种,而且在我们老了以后会变得更加困难,即使我们没有被诊断出患有阿尔茨海默病也是如此。所以,如果你在 60 岁时感觉在运用回想方面比在 40 岁时吃力很多,这也并不意味着你开始迈向阿尔茨海默病了。

识别是从记忆里提取信息的另外一种方法。我们用到识别的常见情形是我们在学生时代的考试中做多项选择题。这种情况下,正确答案和其他可能性选项混在一起,我们需要把正确答案挑选出来,所以我们是在看到或听到正确答案时把它们识别出来的。这种提取方法比回想要容易一些,而且即使在回想功能出问题时也可能正常工作。所以,如果你的亲人被诊断出患有阿尔茨海默病并在回想方面有问题时,你可以尝试用多项选择的形式来帮助他。不是问"你午餐吃什么了?"而是问"你午餐吃了鱼吗?"如果正确答案是"没有",就再提供一些其他选择。

在阿尔茨海默病早期就受到影响的脑区之一是海马。就像其他很多脑结构一样,我们有两个海马,两个大脑半球各有一个。海马主要参与的是"外显记忆",其中要用到回想和识别的方法来提取信息。当海马受到损伤时,我们在通过回想提取近期事件信息时会有困难。这就是为什么患有阿尔茨海默病的人总是重复问同一个问题,尽管先前他每次问这个问题时都得到了回答。这个人并不是试图让人觉得难以相处或故意惹恼对方,而是事实上他的确回想不起来他已经问过这个问题并且已经得到了答案。这个问题是直接由脑损伤特别是海马损伤导致的。

有些时候,患有阿尔茨海默病的人说话时找不到他想用的那个正确的词,回想方面存在的问题就暴露出来了。也就是说,这个人无法回想起那个合适的词。专业人士通常把这种现象称作"找词问题"。通常,这个人会把这个或那个物品称作"那个东西"而不是用正确的名称,因为他对那个特定的名词的回想出了问题。这类问题可能会更糟糕,比如,我们冷不丁地像质问一样指着一个物品或物品的画(照片)直接问患有阿尔茨海默病的人这样的问题——"你怎么称呼这个物品?"因此,当在测验中向患有阿尔茨海默病的人展示一张汤勺图片并要求给出它的名称时(例如波士顿命名测验),他可能无法回想起"汤勺"这个名词。但同样这个人,当他坐在餐桌边,在别人给他端上一碗汤时,他会指向餐桌上的汤勺并跟身旁的人说:"能劳驾你把汤勺递给我吗?"这个例子表明患有阿尔茨海默病的人在诊所测验和日常生活场景中可能会表现得不一样,而且经常会不一样。但是同时要注意的是,就像在第1章里强调的那样,同样这个人在命名叫作汤勺的物品的能力方面会有很大的不稳定性,在日常生活场景和诊所测验中都是如此。所以他可能在某一刻清楚地说出要汤勺,但10分钟后,如果汤勺掉在地上,他可能会说:"哦,我刚弄掉了那个……那个东西,可以再给我一个吗? 谢谢!"

这儿再继续深入探讨一下找词困难的问题。我们一定要懂得尽管一个患有阿尔茨海默病的人可能无法回想起某个词,但这并不意味着他已经忘了那个词,或者说那个词从他的大脑词库里消失了。下面举一个这种现象的例子,它可以说明回想和识别的区别,前者受损时后者仍能正常工作。以下是我跟被诊断出患有阿尔茨海默病的女士 M 博士的部分聊天内容。

她说道:"我恰巧在探访我的……嗯……嗯……

（停顿 12 秒钟），那个在我身体有问题时照顾我的人。"

我问道："一个牙医？""不是，这次不是。"她回答道。

我接着问："一个内科医生？"她回答道："是的。"

这里，她无法回想起那个她在找寻的词，于是换了一种方式去指出她想表达的。专业人士称之为"迂回现象"，因为她其实是在"绕"着那个词说。我想我知道她当时无法回想起的那个词，所以我用多项选择的方式问她问题，在已经否定了我给她提供的另外一个选项之后，当她听到她在找寻的那个词的时候识别出了它。所以这儿我们看到在她的大脑词库里仍然有那个词。尽管她无法回想起那个词，但当她听到我说出时能识别出，所以导致她无法回想的脑损伤并没有剥夺她识别正确答案的能力。非常重要的是，照料伙伴需要认识到，像此例或其他情形下无法回想起某个词并不意味着该词被忘却了。换句话说，(1)记住并不只是体现在回想上；(2)不能回想起某个词并不意味着该词被忘记了。一个人如果真的忘了一个词，是不可能识别出它的。

我们有没有可能把一个患有阿尔茨海默病的人找词困难的问题误认为更严重的病理问题？

很多时候，家庭照料伙伴会经历下面这样的烦恼时刻：患有阿尔茨海默病的人把女儿说成母亲。难道患有阿尔茨海默病的人当真是把站在他眼前的那位年轻女士当成了母亲——那个已经离世几十年的人？有类似经历的照料伙伴通常认为他们的亲人产生了幻觉，不知道母亲和女儿的区别，或者陷入了"不再知道我是谁"诸如此类的困惑中。

也许另一个更简单的分析这种情形的方式是考虑别的可能性：

（1）患有阿尔茨海默病的人之所以把女儿称呼为母亲，是因为他女儿帮他处理了那么多的事情，让他感觉到他女儿变成了一个扮演他母亲角色的人，或者说像母亲一样在照料他。

（2）患有阿尔茨海默病的人有找词困难的问题，无法回想起"女儿"那个词，所以用了另外一个名词来表示女性直系亲属。

（3）此处没有用正确的名词并不意味着他不再知道他女儿是谁了。

考虑到这些可能性对于照料伙伴来说也许是有帮助的,这可以避免去假定患有阿尔茨海默病的人有精神问题,事实上他们只是有轻微得多的问题。

平心而论,在某些时候如果彼此感受到了爱的存在,用什么名词有什么关系吗? 我在前面也提到过一个可能有帮助的例子。一位丈夫问他被诊断出患有阿尔茨海默病的妻子:"我是谁?"她先是笑了笑,他又问了一次,她还是笑而不答,但带着一丝紧张。他还是坚持着又问了一遍,她终于笑着用充满温情的声音说:"哦,你是我最爱的那个人。"很显然,她知道他是谁,他是她生命中很特别的一个人,尽管她在那一刻回想不起他的名字或"丈夫"那个名词。

也许疾病发展到某一阶段时,患有阿尔茨海默病的人不仅回想不起亲人的名字或亲人与自己的关系,也许他根本就没有能认出亲人的任何迹象,这对我们大多数人来说将是非常痛苦的事情。但是,这并不意味着我们不能继续尽我们最大的努力去爱、去尊重那个我们清楚地知道我们能识别出的亲人。一个假想的故事可以阐明这个观点。一个人每天都去护理院探视他被诊断出患有阿尔茨海默病的妻子。他告诉过朋友和熟人她似乎已经认不出他了。有一天,他出发去探视有点晚了,就加快了步伐,他的朋友问他干什么这么火急火燎的,他妻子不是已经不知道他是谁了吗。他立刻回答道："但我知道她是谁。"

患有阿尔茨海默病的人是"记忆丧失"还是有"记忆功能障碍"？

大众媒体、护理院和成人日间照料中心的员工，甚至阿尔茨海默病协会的网站经常把阿尔茨海默病的症状之一说成"记忆丧失"。事实上，大家似乎都将无法回想跟忘却等同起来了。但是"记忆丧失"的确切含义是什么呢？它意味着很多事情，包含但不仅限于下面描述的这些：

(1)关于过去和近期事件的记忆完全消除；

(2)主要是近期事件的记忆完全消除；

(3)不能形成新的记忆，因此近期事件根本就没有被大脑编码，也就无从提取。

为了分析这些可能性，我们首先要区分两种类型的记忆，即两种从记忆里提取信息的方法：

(1)外显记忆；

(2)内隐记忆。

外显记忆牵涉到有意识地提取诸如近期事件的特定信息，要用到前面说过的两种方法：回想、识别。在这些情况下，提问者都是直接问关于某个特定信息的问题，而且问题通常只有一个正确答案。所以如果问题是："你今天午餐吃的是什么?"这个问题只有一个正确答案。下面这类问题也是一样的："我的名字是什么?"或"我是谁?"我们在前文看到过，有可能一个患有阿尔茨海默病的人无法回想起这类问题的正确答案，但却能够从一堆包含错误答案的选项中识别出正确答案。这两种问问题的方式都很直接。还有另外一种记忆被称作内隐记忆，了解它对每个相关的人都是极其重要的，包括被诊断出患有阿尔茨海默病的人和他们的照料伙伴。

什么是内隐记忆?

内隐记忆是从一个人的表现或行为上的变化推断出来的（记忆的存在是内隐的），这种变化是基于这个人先前的某段经历，尽管他可能会否认或无法回想起那段经历。因此，一个人可能无法有意识地回想起先前的某段经历，但尽管如此，他的行动能反映出与先前经历有关的记忆，因为外显记忆和内隐记忆牵涉到不同的脑系统，反映这种现象的一个实验性例子是词干补全任务。一个有记忆功能障碍的人（比如科尔萨科夫综合

征或阿尔茨海默病患者)被提供一组词去学习(包含 defend 这
个词)。这个人对那组词的记忆可以用不同的方式去测验。一
种方式是测验外显记忆,这个人被提供一个词干 def,并被要求
根据他刚学习过的那组词去补全这个词干。另外一种方式是
测验内隐记忆,这个人被要求用他当时脑子里蹦出来的第一个
词去补全这个词干。我们要注意到在后面这种方式里,根本没
有提及刚刚学过的那组词。当采用前面一种方式时,常常会碰
到患有阿尔茨海默病或科尔萨科夫综合征的人如此答复:"什
么词组?"问这个问题意味着被诊断出患有阿尔茨海默病或科
尔萨科夫综合征的人显现出外显记忆功能障碍,更准确地说是
回想功能障碍。同样,对学习过的那组词毫无记忆的人如果被
要求用他当时脑子里蹦出来的第一个词去补全这个词干,则会
正确地完成词干的补全。这里我们要意识到有很多词是以 def
开头的,所以很显然,这个人不是靠运气猜对了答案。

在患有轻度阿尔茨海默病的人中,这类发现在 30 多年前
就有记载,后来在患有轻中度阿尔茨海默病的人中也有记载。
在 20 世纪 90 年代后期,弗莱施曼(Fleischman)等人于 1997
年在患有阿尔茨海默病的人中进行完整的词干补全测验,他们
发现受试者对之前提供的材料的识别能力很差(外显记忆)。
事实表明,文献中关于患有阿尔茨海默病的人的这种学习方式

有很多不一致的地方,还需要更多的研究去探究导致这些不一致性的原因。但通常情况下,患有阿尔茨海默病的人能够在内隐记忆任务中学习和正确地提取信息,尽管他们在外显记忆任务的测验中无法完成。

被诊断出患有阿尔茨海默病的人在日常生活中会表现出完整的内隐记忆吗?

是的。有几个病例可以说明这个问题。

C 先生经常在家门口除草和修剪灌木,在被诊断出患有轻中度阿尔茨海默病后也没有间断。尽管他从未发生过意外,但 C 夫人认为丈夫继续除草可能会有危险。于是,她给存放除草机和其他工具的工棚上了把挂锁。C 先生发现工棚被锁上了,就砸碎那把锁,拿出除草机继续除草。这让 C 夫人更焦虑了。在没有就相关行动跟丈夫做任何沟通的情况下,C 夫人就让大儿子约翰把除草机拿走了。当门口的草长到又需要修剪的时候,C 先生去到工棚,发现除草机没了,就去跟 C 夫人说除草机被偷了。到这个时候,她才终于跟他做出解释,说她和约翰一致认为他用除草机可能会带来危险,并且约翰同意把除草机拿回自己家去。

5 天以后,他的 3 个成年孩子回家吃周日的晚餐。C 先生用拥抱和亲吻的方式热情地问候了老二和老三。但当约翰来的时候,C 先生一反常态地完全不理他。C 夫人问他是不是对约翰生气了,C 先生回答道:"是的。"再问他为什么,他回答说:"我不知道。"在此之前,C 先生从来没有用这种态度对待过约翰。因此,C 先生对他妻子和大儿子"密谋"剥夺他使用除草机的权利形成了记忆,因为除草机能让他完成他喜欢做的工作并且让他的生活有了目标。他对此非常生气,感觉到自己在此过程中被无视,甚至跟家里人讨论此事的机会都没有。所以,他感觉到不被尊重,并因此感到伤心和恼怒。从后来发生的事情可以推断出(因此是内隐记忆),他形成了关于这种情绪以及这种情绪与约翰的关联的记忆,这体现在他得知除草机去向的 5 天后他对约翰的一反常态的愤怒反应。因为他的外显记忆系

患者无法回想起某些细节

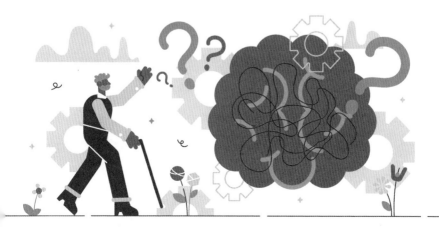

统包括海马受到了阿尔茨海默病相关损伤,他无法回想起他为什么对约翰生气的详情,但他确实有一个关于他对约翰生气的完整记忆。所以,他"丢失"的是对一些具体细节的记忆,但是关于那种情绪及其与约翰的关联的记忆仍然存在。所以,C先生的经历并没有被完全擦除。他对自己受到的"不公平待遇"感到愤怒是理所当然的。由此我们可以看到C先生并不是"记忆丧失",而只是有"记忆功能障碍",因为他对自己的情绪及其与约翰的关联形成了一个新的记忆,只不过他无法回想起那些激发这些情绪的经历的细节。

另一个例子是关于L夫人的。她被诊断出患有阿尔茨海默病并加入了一家成人日间照料中心。她一直很合群、友善,并且乐于助人。当她参加一项正式临床测验的时候,其中一项没有完成的任务是一个三级指令:"拿起这张纸,把它对折,再放到地板上。"但是在成人日间照料中心就完全不一样了。有一天,当人们快吃完午餐的时候,我对L夫人说:"你能帮我个忙吗?"她马上笑着点了点头。我接着说:"劳驾去弗兰克(坐在午餐桌旁的另一名会员)那边,端起他的餐盘,把残渣倒到垃圾桶里,好吗?"请注意,这是一个三级指令。她马上按我说的做完,这显示出一个人让某人做某事的语境很重要。但是对于本节我们探讨的内隐记忆这一主题,更重要的是两天之后我回访成人日间照料中心时发生的事情。午餐接近尾声,L 夫人在没有任何征兆的情况下来到我身边并问道:"你有什么事需要我去做吗?"我说:"什么样的事情?"她回答道:"我不知道。"L 夫人对我让她做某件事形成了一个记忆,这件事因为能帮到别人而让她感到快乐。她的外显记忆由于受损无法让她回想起我让她做的事情的细节。但她的内隐记忆系统依然是完整的,所以她对跟我关联的某件事形成了记忆,这体现在她问我有没有什么事需要她去做。在此之前,她从来没有问过我类似"你有什么事需要我去做吗?"的任何问题。

最后一个例子是关于 G 夫人的。她是一个帮助患有阿尔茨海默病的人的互助小组的成员,我曾经很多年是那个互助小组的一名负责人。我想跟她会面并进行交谈,所以我们商定了我会给她打电话确定见面的时间。通话的时候,我建议我们在互助小组聚会的那个教堂会面,会面时间是第二天上午十点。她表示同意。

我们接着聊了几分钟,她突然打断说:"那我们什么时间什么地点会面呢?"我没有说"我刚刚怎么跟你说的?"或者"我们刚刚对此达成一致的时间和地点是什么?"我只是简单地回答了她的问题,就当我们还没有就会面的时间和地点达成一致一样。我们接着聊了会儿,过了几分钟,她又问起我们会面的时

间和地点。我仍然当她是第一次问这个问题一样去回答。如
果我告诉她我们已经谈论过这个话题并且就会面时间和地点
达成了一致,那将对她没有任何好处,因为很显然她的确回想
不起来了。这一连串事件又重复了三四遍。终于,她又说道:
"那我们什么时间会面呢?"我说:"猜猜看。"她说:"十点钟。"我
回答道:"分秒不差。"

尽管她反复询问我们会面的时间和地点,看似她忘记了我
已经告诉过她很多遍的事情,但她仍然对正确的时间形成了记
忆。如果我说"我们已经达成一致的时间是什么?"那会让她非
常焦虑,因为很显然她回想不起我们已经就会面的时间和地点
达成了一致,也回想不起她已经问了好几次了。这类情形的关
键是你如何索取信息。如果你问"我告诉过你什么?"你用到的
是一个人的外显记忆系统。这意味着那个人必须回想那个特
定的信息,而这正是她做不到的。但如果我换一种方式说"猜
猜看。"那么它有三种好处:(1)毫无压力,因为即使猜错了也没
什么不好意思的;(2)没有提及我已经告诉过她这个信息;
(3)我在开发她的内隐记忆系统。G 夫人猜对了时间表明她的
内隐记忆是完整的。她对我们商定会面的时间形成了记忆,但
如果直接问她,她就无法回想起那个信息。当间接地被问及
("猜猜看")时,她准确地提取了那个信息。这完全不是"侥幸

猜中",从下面的逻辑可以领会到:

(1)如果白天有 12 个小时,我们商定在白天会面,而且我们商定在整点会面,她就有 1 / 12 的机会猜对。

(2)但我们还可能商定在半点或一刻钟会面。

(3)因此,她蒙对的概率非常小。

(4)事实上她第一次就说对了,这表明她知道我们商定的会面时间,但她无法有意识地回想起那个信息或者我们之前已经讨论过此事的事实。

把同一问题被反复问及都当成是第一次被问那样去对待,容易做到吗?

基于我的专业知识以及我跟 G 夫人的关系,这对我来说是很容易的。但是因为各种各样的原因,要求一个成年子女或配偶也这样做绝非易事。首先,这些最亲近的人跟患有阿尔茨海默病的人有长达数十年形成的牢固的情感纽带。看到亲人以这种方式变得"脆弱了",显现出阿尔茨海默病的标志性症状,并联想到这些意味着什么,他们可能会感到极其忧虑和恐惧,并且产生深深的失落感和悲伤感。也许照料伙伴会感到很不公平,这事怎么会发生在自己的亲人身上,谁也不愿意看到这样的事情发生。结果是,一个好心的照料伙伴可能会情绪失控,大声说出"我刚刚跟你说过什么?"或者"我需要跟你重复这个信息多少遍才算完?"诸如此类的话。这些都于事无补。所以说像我那样回应可能有一定的挑战性,也许需要一些协同行为,但这对与此相关的每个人来说都可能是最好的处理方式。

了解内隐记忆为什么对每个人都有帮助?

尽管患有阿尔茨海默病的人外显记忆系统受到了损伤,但他们仍然有完整的内隐记忆系统,如果你不了解这一点,那么你可能会犯下一些很不幸的错误。比如,如果不了解内隐记忆,C 先生对待他儿子的行为会被诠释为"非理性的敌意",通常被认为是患有阿尔茨海默病的迹象。因为 C 先生说不清为什么对约翰生气,他的家人就认为 C 先生对于被告知过约翰拿走了除草机的事没有任何记忆。换句话说,因为 C 先生说不清为什么对约翰生气,而且他被诊断出患有阿尔茨海默病,C 夫人就认为 C 先生生气是没有任何理由的,因此,她把这种反应看成"非理性的"。内隐记忆系统的存在让我们明白 C 先生的反应是"义愤"而不是"非理性的敌意"。义愤不是病态的。它是对感知到的不被尊重的健康反应。但非理性的敌意绝对是病态的。因此,外显记忆功能障碍(有意识地回想或识别方

面的障碍)并不意味着患有阿尔茨海默病的人不能够做到:(1)
获取新信息;(2)长时间地记住学到的东西;(3)基于那个新信
息或新经历而行动。这种认知会导致不同的视角,即把患有阿
尔茨海默病的人的行为当成病态的,抑或鉴于他先前的经历把
它当成理性的,即使他回想不起那些经历。

另外,这个认知让照料伙伴懂得他们不能做或说那些可能
对患有阿尔茨海默病的人造成伤害的事情,因为他们以为患有
阿尔茨海默病的人"反正也不会记得"。恰恰相反,患有阿尔茨
海默病的人是能够形成新记忆的。考虑到他们已经因为脑损
伤受到了很多功能衰退的影响,包括记忆功能障碍、语言困难、
组织复杂动作的困难,诸如此类,因此更需要用基本礼节、尊重
和体贴对待他们。照料伙伴必须假定因为内隐记忆的形成,他
们被诊断出患有阿尔茨海默病的亲人会因他们的言行而受到
长期影响。不这么做的话就是在患者已经受损伤的基础上增
加他们被忽视和不受尊重的感觉,这根本就是往伤口上撒盐。

阿尔茨海默病相关的脑损伤还会导致别的功能障碍吗?

是的,还有一些别的功能障碍都包含在被称作痴呆的综合
征里。其中一种功能障碍是视觉失认症。视觉失认症的意思

是"不知道",就像在术语"不可知论者"里表述的一样。在患有视觉失认症的情况下,被诊断出患有阿尔茨海默病的人能够清楚地看到但是无法说出他所看到的物品的名称,而这并不是因为他无法回想起或识别出那个物品的名称。他也许能够描述物品的一些性状,但说不出它是什么,或者不给它命名而只是正确使用它。奥利弗·萨克斯(Oliver Sacks)的病人 P 博士(被诊断出患有阿尔茨海默病)是视觉失认症的一个特别典型的例子。有一次,萨克斯探访 P 博士时在他的夹克翻领纽扣孔里插了一枝红玫瑰。萨克斯已经让 P 博士说了一些物品的名称,包括一个球体、一个立方体,以及另外一些柏拉图立体(正多面体),这些都是萨克斯随身携带的神经学测验工具的一部分。P 博士正确说出了所有固体物品的名称,包括一个十二面体。接着,萨克斯从翻领上取下玫瑰递给 P 博士。P 博士描绘道:"大概 6 英寸①长,复杂的红色形状,还带着一个长条形的绿色附着物。"萨克斯回应道:"是的……那你认为它是什么呢,P 博士?"P 博士回答说:"不太容易说清楚……它缺乏柏拉图立体的简单对称性,尽管它也许有自己更高的对称性,我认为这可能是花朵。"萨克斯于是让 P 博士闻了一下,P 博士马上说:"美极了! 一朵清晨开放的玫瑰,天堂般的香味!"P 博士并

---

① 1 英寸≈2.54 厘米。——译者注

没有找词障碍，因为他一闻到气味就正确识别出了物品。当 P 博士看着玫瑰时，他只能描述它的一些性状，无法把这些零散的性状组织到一个完整的物品里。所以，一个患有视觉失认症的人无法使用餐具，因为看着这些物品时他无法鉴别出它们到底是什么。同理，一个患有视觉失认症的人穿衣服也会有困难。该病情的病因是这个人脑部的一个区域因为阿尔茨海默病受到损伤，这个区域是脑后部枕叶的联合区。患有阿尔茨海默病的人还可能表现出一种特别的失认症——面孔失认症，他们在识别熟悉的面孔和学习识别新面孔上都有困难。有些有这种功能障碍的人连自己的面孔都认不出，比如他们照镜子的时候可能都认不出镜子里的自己。通常情况下，面孔失认症这个术语用于患有这类病症但未患诸如阿尔茨海默病之类其他神经退行性变性疾病的人。

阿尔茨海默病相关脑损伤导致的病症还有失用症。这种功能障碍表现在一个人按正确顺序组织一系列动作方面有困难。这个人并没有瘫痪，所以行动本身不存在障碍，但把一系列动作串起来去达到一个目的就会出现障碍。因此，这个人系鞋带会很困难，因为这需要把动作按一种特定的顺序组织起来才能完成。同样，这个人在穿衣、打电话、写草体字，或模仿他人动作等方面都有困难。失用症在患有阿尔茨海默病的人中很常见,通常出现在患者出现一段时间的记忆和语言问题以后。所以这样的患者能够在看见物品时说出它们的名称,比如一只鞋,也可以描述鞋的用途,以及穿在人身体的哪个部位,但是无法穿鞋或无法系鞋带。

阿尔茨海默病还能导致另一种功能障碍,即"失语症",一种语言功能障碍。表达型失语症是体现在说和写方面的功能障碍,而感受型失语症是体现在读和听力理解方面的功能障碍。具体来说,患有阿尔茨海默病的人在组织句子的表达方式上可能有问题,可能句法不对,这就让听者更加难以弄懂这个句子。通常情况下,患有阿尔茨海默病的人在语言功能的标准化测验,比如波士顿诊断性失语检查中会表现得更差一些,而在他们熟悉的社会场景中自然交谈时会好一些。但即使在社会场景中,患者仍然会在流利地读和说方面感觉到令人极其苦恼的能力丧失。尤其是在流利地说方面问题更大,因为患有阿尔茨海默病的人在找到(回想起)那个他想用的词上也会感到吃力。有些时候,他们说一个词时开头几个字母是对的,但完整说出的却并不是他们想用的那个词。例如,K 先生是一家成人日间照料中心的成员,有一天他参与了一次小组讨论,话题是"在公立学校给年轻人讲授不同宗教传统的好处"。受过良好教育的 K 先生开始说道:"我认为这对孩子们来说将是勇

于冒险的……那将是勇于冒险的,我认为那将是勇于冒险的
……嗯……嗯……孩子们了解不同的宗教将是有利的。"刚开
始,他似乎卡在了"勇于冒险的"这个词上。我听他说的时候也
在想,确实有可能是勇于冒险的,那要取决于老师怎么去组织
这门课程。但这个词还是让我感觉哪儿不妥帖,很显然 K 先
生也觉得这个词不妥帖,因为他重复了好几遍。当他终于说出
"有利的"这个词的时候,他才继续说完刚开了头的那句话,然
后接着说了一些别的。所以在这儿,他正确地说出了前三个字
母"adv",但是没有先找到"有利的"(advantageous)这个词,而
是说出了"勇于冒险的"(adventurous)。他听到自己说了"勇

言语表达障碍容易让患者受挫

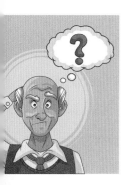
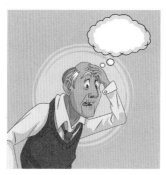
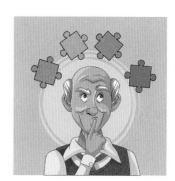
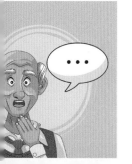
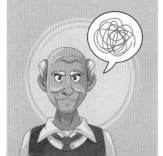
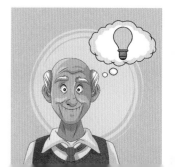

于冒险的",知道这不是他想用的那个词,就重复了几遍,不想用一个不能正确表达他想法的词接着说下去。其实两个词都能表达他对那个问题的赞同意见,但"有利的"(advantageous)对他来说是更正确的那个词。

类似情况在我和 M 博士的谈话中也发生过。她在谈论当她 16 岁就离家时她父母的反应,因为这在那个年代(20 世纪30 年代)对她那个岁数的女孩来说是很另类的。谈及她父母的时候,她说道:"我有了一个自己待的地方,我说过有时候我想跟他们在一起,但不想每时每刻跟他们在一起。"我问道:"他们有何反应?"她回答道:"我母亲试图找两个小孩儿带到家里,鉴于……鉴于……我……不对……不对……鉴于……这个词不对。"她的声音越来越大。我回应道:"我知道,我知道那个词是什么,它听起来跟鉴于(in view)很像,是法语词汇。"她马上说道:"正是! 赶紧告诉我吧。"我就说:"替代(in lieu)。"她回答道:"对极了!"她接着说:"麻烦的是你知道的词太多,因为别的任何人都不会提出异议的(她咯咯地笑)……"她的言下之意似乎是别人不会在她说了一个她不想用的词的时候这么认真地跟她探讨。

所以在这两个病例里,我们看到有时候那个词开头是对的,后面是错的(K 先生的病例),但对 M 博士这个病例来说正

好相反。在这两个病例里，我们看到阿尔茨海默病影响到了他
们找到正确词语的能力。但同时，我们可以从中学习，并懂得
这些错误背后可能存在某种逻辑。了解这些会帮助我们让交
流更顺畅一些，这个我会在后面的一章里详谈。

痴呆的另一个典型特征，也是阿尔茨海默病相关脑损伤的
后果之一，被笼统地称作执行功能障碍。执行功能是指思维的
一些方面，例如决策、提前规划、假设性思考、解决问题、启动行
动、抑制行动、自我监控、形成概念、注意力、推理等。在标准的
神经心理测验中，患有轻度阿尔茨海默病的人的这些能力有所
下降。尽管这些发现在博迪克（Baudic）和其同事们（2006
年），麦卡恩和合作者们（2011 年），以及其他人的研究里出现
了，但同样也很清楚的是有一些患有中重度阿尔茨海默病的人
在日常生活场景下仍然能够展现完整的执行功能。所以就像
我在第 1 章提到的那样，患有阿尔茨海默病的人在诊所测验场
景下和日常生活场景下的表现是有明显区别的。让照料伙伴
认识到这点很重要，不要让患有阿尔茨海默病的人成为从测验
中得来的负面印象的"囚徒"。例如，在 M 博士这个病例中，神
经心理学家关于她的报告包括记忆、抽象、概念形成，以及找词
等方面能力的下降，跟阿尔茨海默病的诊断结果一致。另外，
她再也无法签名、使用餐具或自己穿衣（失用症的各种表现形

式)。但此处我们关心的是她的执行功能。依据标准神经心理测验,她表现出概念形成能力和抽象能力的下降。但是在日常生活中,很明显,她能进行抽象的思考,能进行假设性的、概念性的思考,包括对当时自己忧伤、抑郁、沮丧的状态的剖析。在跟她的一次谈话中,我希望她特别关注自己仍然拥有的完整的能力。

我说:"依我看来,我想应该在这些方面下功夫,就是不要只关注那些做不好的事情,不是说一切都似玫瑰般美好,但也不是说一切都是垃圾。"

她回答道:"你说得真好。"

我接着说:"谢谢! 但是说一切都是垃圾更容易一些,因为……"

她打断我说:"不,不,不,不。哦,是的,我的确如此。你说得对。我……我把事情当垃圾一样对待。"

我接着回复道:"因为有一些对你来说很重要的事情你做不好,所以(你感觉似乎)一切都很糟糕。"

她接着回应道:"嗯,我跟你说……我认为……我……嗯……是自寻烦恼。"

此处,被诊断出患有中重度阿尔茨海默病的 M 博士能够进行一定程度的坦率的自省,并洞察到对她自身感受的责任。很多被视为健康的人都难以对自身境况有如此清醒的认识,并由此以重要的方式对他们的境况担负责任。总而言之,患有阿尔茨海默病的人在诊所测验场景下可能会表现出各种各样的执行功能障碍,但在日常生活场景下也许会表现得好一些。

对我们的日常体验有巨大影响的一种重要能力是选择性注意。选择性注意牵涉到一些不同方面的功能。其中三种功能是:(1)滤除我们认为无关的画面和声音;(2)把注意力一分为二以便同时做两件事情;(3)快速高效地处理外来信息。在此,我按照这个顺序逐一解释。

通常情况下,我们被淹没在画面、声音、气味、体感等信息中。如果我们在每个清醒的时刻都同等地去感知所有这些信息,我们将晕头转向,因为没有任何一种信息比别的信息更突出,我们将感觉到无比混乱。例如,当我们坐在餐馆里跟坐在餐桌对面的朋友聊天的时候,我们得滤除别人说话的声音、背景音乐、服务员的脚步声,以及我们背部碰到我们坐着的椅背的感觉、餐具在手中握着的感觉,诸如此类。为了完成滤除任务,我们用大脑系统去抑制对周边发生的所有其他事情的感知,这样我们的对话者的声音才会突显出来。因为这些都要付出努力,有的人就干脆选择去更安静的餐馆。但这个世界不是一个餐馆,有些时候我们别无选择,只能努力地去滤除当下所有不重要的信息。

患有阿尔茨海默病的人尽管非常想滤除"背景噪声",但他们发现要完成这一目标会越来越困难。这是因为疾病损坏了对此过程至关重要的大脑系统。B博士在成人日间照料中心的那个例子对我们有一定的启发。B博士和我在安静的中心员工办公室正聊得投入,那间屋子里的活动突然明显增多起来。人们进进出出,电话铃声也不断响起,员工接电话并跟来电者交谈。尽管我毫不费力便滤除了(抑制了感知)那些无关的画面和声音,但B博士却感到非常吃力。因此他说:"我们能去别的地方吗? 这儿的刺激源太多了。"因为他当时无法不理会办公室的那些噪声,所以这是非常有说服力的评论和合理要求。好几个月以后,疾病导致的脑损伤加重了,我们又在同一个办公室碰到了同样的场景。B博士没有简单地要求去别的地方,而是闭上眼睛,用手捂着耳朵(屏蔽声音),并哭了起来。他感觉被所有那些刺激源压得透不过气,并且看起来很无助和沮丧。

从这个例子中,我们可以领会到脑损伤能够破坏我们每天都要用到并且认为理所当然的能力。B博士无法抑制或屏蔽那些他不想接收的主宰他的感觉的外来信息。如果我们能够了解他的困境和脑功能障碍的根源,也许我们就能理解到底什么是所谓的对患有阿尔茨海默病的人友好的环境,也就是不存在无关噪声的环境。拉斯维加斯的赌场显然就不是对这些患者友好的环境。

选择性注意方面的第二种能力是在完整脑机能支持下同时做两件事情,这要求我们分配注意力但又要同时处理好两个任务。即使对健康的人来说多任务处理也是有限度的。比如在近些年,边开车边发信息很显然是会产生致命后果的。但是,在看电视时熨衬衣是非常有可操作性的。值得注意的是,对于患有阿尔茨海默病的人来说,因为疾病导致的脑损伤,他们开始失去把注意力分配给两个任务的能力。由此,他们在其中一个任务上(或两个任务上)的表现会受到负面影响。究其原因,其中之一是患有阿尔茨海默病的人可能无法抑制对环境中无关信息的感知或反应。

最后,第三种有关选择性注意的能力是指,患有阿尔茨海默病的人处理各种各样的事务,包括最熟悉的事务时的速度都会比健康时慢一些。了解脑损伤所致的这种现实以及患有阿尔茨海默病的人对此的反应对照料伙伴来说很重要,我会在后面的一章探讨其原因。

有没有对患有阿尔茨海默病的人有价值的药物？

迄今为止，美国食品药品管理局已经批准了 5 种用于阿尔茨海默病症状管理的药物。这些药物名称和商品名如下：多奈哌齐（安理申），加兰他敏（Razadyne），盐酸美金刚（Namenda），利凡斯的明（艾斯能），以及多奈哌齐和盐酸美金刚的复方制剂（纳扎利）。

这些药物是如何起作用的？

这些药物是在突触这个层面起作用的（或者说脑部神经元连接之间的间隙）。正常情况下，神经元通过化学递质（神经递质）相互传导信号，这些化学递质从一个神经元末端释放出来并刺激下一个神经元，以此接力传递信号。其中一种重要的化学递质是乙酰胆碱。当它被释放到突触去刺激下一个神经元的时候，会被另一种化学物质乙酰胆碱酯酶降解，并被第一个神经元末端吸收回去。这个过程让突触为下一次传递（下一次乙酰胆碱释放）做好准备。阿尔茨海默病患者脑部的神经元的突触会受到破坏，甚至最终会导致神经元完全死亡，由此扰乱大脑中的信息流。

为了让乙酰胆碱工作更长时间,由此增强神经元之间的通信,可以使用三种药物——多奈哌齐(安理申)、利凡斯的明(艾斯能)、加兰他敏(Razadyne)。这些药物被称作乙酰胆碱酯酶抑制药。它们抑制乙酰胆碱酯酶,从而让乙酰胆碱在突触起作用的时间比平常更长。

另外一种药物盐酸美金刚(Namenda)用于调控另一种重要神经递质谷氨酸盐的活性。在阿尔茨海默病患者脑中,受损的神经元会释放过量的谷氨酸盐,这反过来会加速细胞的损伤。盐酸美金刚可以部分阻断谷氨酸盐对细胞的作用,阻止钙离子进入细胞以避免产生不必要的损伤。

这些药物对每个患者都有帮助吗?

不是的。

这些药物的疗效因人而异。这些药物在阿尔茨海默病病程中会对一些患者有不同程度、不同时长的帮助,但对另一些患者来说,这些药物尽管或多或少有些帮助,但实际上都帮不上什么大忙。有的药对一些患者效果好一些,而有的药则对另外一些患者效果更好。

为什么会是这样的?

导致上述差异的一个重要原因是,组织临床试验的研究人员在决定一种药是否有效时常常用"推论统计"方法来分析两组成员的数据,即安慰剂组和实验组。实验组成员会被提供做测验的药并且每隔几个月会被回访。在研究的起始时间点、研究进程中以及研究结束以后的几个时间点,研究人员会分别安排标准的神经心理测验。安慰剂组成员没有得到任何药物,只是得到糖片之类的东西,但是会跟实验组在同样的时间点进行同样的测验。两个组根据年龄、受教育程度和阿尔茨海默病诊断结果进行匹配。数据收集好以后,研究人员会用统计学方法比较两组的结果,通常是两组在不同时间点的测验结果的平均值。如果实验组的数据在统计学上比安慰剂组好,这种药物就被认为有效。

这里的问题是全组的结果不一定适用于组里的每一位成员。所以即使在临床试验中,那种药或许也对某些成员不起作用。但这个事实被掩盖了,因为"平均来看"实验组的效果比安慰剂组要好一些。

这意味着多奈哌齐(安理申)或其他药物可能对有些患者

有帮助但对另一些患者却无效。所以如果你的亲人对某种药没有反应,你无须失望。这是因为,首先,药效试验的本质和研究人员采用的分析方法从来不曾承诺某种有效的药物肯定会对每个患者有效;其次,药物并不是唯一的解决之道,而且它们的效果往往并不一定最好。

可不可以用药物来应对痴呆的行为精神症状?

2006 年,巴拉德(Ballard)和哈福德(Hulford)对安度利可、利培酮、奥氮平等药物的使用进行了简短但绝对有益的检测。这些药物被用于治疗妄想、幻觉、焦虑、躁动、情感淡漠、轻躁狂等症状。他们给出了如下建议:

(1)在大多数情况下,最好采用非药物治疗手段。

(2)对于那些症状严重(置人于危险中)的患者,药物可以帮助控制病情,但是要权衡利弊。

(3)药物治疗需要经常进行评估,在无效和症状缓解时都要停用。

这些建议得到了另外一项研究的支持。该研究指出已确诊患有痴呆的人使用的精神类药物中只有 10% 是完全合适的。

至此,我们已经探讨了被诊断出患有阿尔茨海默病的人的能力变化的方方面面,并强调这些变化是疾病相关的脑损伤所引起的。我们还讨论了药物治疗能带来什么。如果我们就此结束关于阿尔茨海默病的讨论,我们将会错失大量可能对已确诊的人和他们的照料伙伴有益的信息。其中一个需要了解和学习的非常重要的信息是患者的"主观感受"。这将是第 3 章重点讨论的话题。

3 阿尔茨海默病患者的主观感受

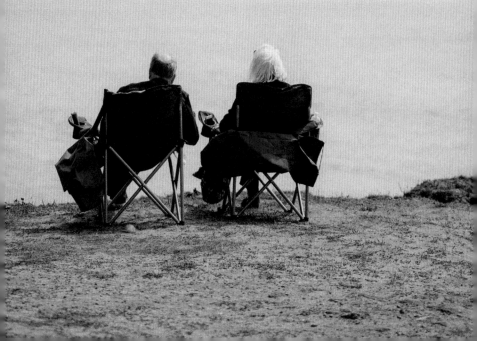

在 20 世纪的绝大部分时间里,治疗阿尔茨海默病的生物
医学方法限制了公众对阿尔茨海默病的正确认知,在了解患者
的问题方面,那些已确诊的患者经常被媒体描绘成思维能力缺
失的"空壳"。因此,公众对阿尔茨海默病产生了并继续产生着
极大的恐惧。在大众媒体的新闻报道里,患有阿尔茨海默病的
人被描绘成仅保留着健康躯体而被带走了头脑的人,这莫名其
妙地忽略了大脑是身体的一部分的事实,以及阿尔茨海默病是
大脑损伤导致的疾病的事实。那些在思维和感知方面显著的、
严重的功能障碍(第 2 章讨论过)是最常被强调的,而且人们默
认这些功能障碍就是关于阿尔茨海默病的一切,剩下的只是用
什么药去对付各种各样的"迹象和症状",比如抑郁、焦虑、好斗
以及非理性的敌意等。

在 20 世纪 80 年代后期和 20 世纪 90 年代,一个新的研究
视角出现在了非医学专业文献里,并且那个视角的一个重要方
面体现在已故著名神经学家奥利弗·萨克斯的富有洞察力的
评论中:去了解一个人患有的疾病是一回事,去了解被疾病占
据的那个人却完全是另外一回事。从已确诊患者的角度来看,
患有阿尔茨海默病到底是怎么回事? 他们的视角真的值得认
真对待吗? 他们能够清楚地表述患有阿尔茨海默病的生活是
什么样的吗? 别人能够做点什么让他们觉得获得了帮助,能让

他们觉得那些时刻或那些日子好过一些？有什么特别让他们伤心的事？他们会对什么事情感觉特别好吗？那又是什么事呢？他们能感知一点幸福和满足吗？他们会享受朋友的陪伴甚至结交新朋友吗？这个清单可以一直罗列下去。但我想强调的是，患有阿尔茨海默病的人是完全没有发言权的，所以我们对他们的了解是严重匮乏的。

似乎很少甚至没有医疗从业者在探索这些以及相关的问题。就算有人这么做了，他们也没有在专业刊物或大众媒体上发表文章。即使到了今天，其实这种文章也是少见的。相反，我们看到的都是出自职业作家之手，比如埃莉诺·库尼（Eleanor Cooney）记录的关于她被诊断出患有阿尔茨海默病的母亲的《慢动作死亡》（2001 年），以及乔纳森·弗兰岑（Jonathan Franzen）的《我父亲的大脑：阿尔茨海默病带走了什么》（2001 年）。这些著名作家写的文章以及近期的类似文章强调了所有关于被诊断出患有阿尔茨海默病的人的事情都是有问题的、可悲的、恼人的、有负面挑战性的，但显然这些患者在文章里没有发言权。但是，即使对那些不知道患有阿尔茨海默病的人仍保留一些健全功能的人而言，这两篇文章里都提及了一些令人惊诧的片段。在此我们举一个弗兰岑文章中提及的例子。

在一段非常生动的叙事中,弗兰岑描述了把他父亲厄尔(Earl)从护理院带回家中吃感恩节晚餐的情景,在进入家门(他父亲自己住了很多年的家)的那一刻,他父亲脸上没有一丝的喜悦,因为,如弗兰岑所写,"在那时,一个场所的改变给我父亲的印象并不比给一个1岁婴儿的印象更深。"暂且不论弗兰岑对一个1岁婴儿不能辨别场所的变更的假定是错误的,他对他父亲的极端负面印象的假想也被他自己后来的叙述所驳斥。他叙述了他父亲在晚餐后被带回护理院后的抱怨,弗兰岑写道:"'还不如不离开,'他高声地告诉我,'因为还得回来。'"弗兰岑认为他父亲这么说,"是在要求不去感受被拽回意识和回忆的痛苦"。尽管弗兰岑的这句话可以有多种解释,但我对他父亲厄尔所说的话有以下相当具体的解释:

(1)令厄尔伤感的是,在他珍爱的家里为感恩节晚餐待几个小时只是痛苦的戏弄,因为他不能按自己的意愿留下来住在那儿。

(2)与其对他不再拥有但仍想留住的事物(比如住在他自己家里)触景生情,他觉得"还不如不离开"护理院半步,因为他在家里待上几个小时以后,"还得回来"护理院,这还不如每天都住在护理院。

(3)他知道自己必须住在护理院。他感到被困住、无助、悲伤、被流放。在家里待一小会儿让他痛苦地回忆起他失去了很多，因此他宁愿没有这些回忆。

事实上，毫无疑问，厄尔·弗兰岑对场所的变更的印象极其深刻，尽管比 1 岁婴儿要远远微妙得多。这个反应只是本章极其重要的主题（阿尔茨海默病患者的主观感受）的一个方面。这个主题被忽视了好几十年，但是对有兴趣去提高阿尔茨海默病患者和他们的照料伙伴的生活质量的任何人都是很重要的。

为什么去了解"被疾病占据的那个人"很重要？ 我们应该怎么做？

如果我们想知道如何更好地帮助别人，不管是不是被诊断出患有阿尔茨海默病的人，我们都需要了解那个人，了解对他来说什么最重要，他对什么兴致勃勃，又对什么感到痛苦。那个人的希望和心愿是什么，如何或者是否能够去实现。我们需要对那个人有同情心，甚至能感同身受。为了达到这种程度的了解，我们首先要假设这是可以做到的。我们必须假定我们可以跟患有阿尔茨海默病的人交流和相处，当然是用能赢得信任和尊重的方式进行交流和相处，并能制造出相互亲近理解的氛围。但是，值得注意的是，为了赢得信任和尊重，我们必须首先给予他们信任和尊重。这个过程包括去倾听他们的感受，了解他们在想什么，跟他们合作以促成明确的交流。我们必须通过语言和行动清楚地展示出我们想去倾听、去理解、去帮助、去安抚的意愿。我们必须相信这样做了以后，他们至少能懂得和领会我们的意图。

这个方面的一个示例是我和 R 先生的交流。他是一名退休高管，也是一名二战老兵，他被诊断出患有阿尔茨海默病，并且每周去成人日间照料中心两次。当我第一次遇到他的时候，他站在成人日间照料中心的走廊里，我很热情地跟他打招呼。他用快速、激动的语调回应我，我没太听懂他的意思，虽然他说的很多词本身是连贯的。他一直皱着眉头，边说边摇头，他的姿势和动作反映出他的急迫心理。他说了大约 3 分钟，我静静地听着，感觉他似乎极其沮丧，但我不知道原因。在某一刻，他停顿了一下，我就问："你是感觉想哭吗？"他的眼睛睁大了，并且他说了第一句让我听起来连贯的话："你说得太对了，我确实想哭。"显然，他是听懂了我的问题的。但他为什么这么沮丧，这么躁动呢？

在过去 3 年，他几乎每天都跟他深爱着的妻子住在一起。但现在，她无法在完成各种各样差事的时候都带上他，所以她给他在成人日间照料中心的社交项目登记了，这是第一天。他无法回想起他为什么会在那儿,尽管他妻子跟他解释过很多遍。他很清楚地知道自己的诊断结果,现在他似乎害怕他妻子有外遇。毕竟,他妻子是一个健康、聪明和迷人的女人,是他眼中这个世界上最漂亮的女人。他知道自己再也无法去做那些他曾经轻而易举就能做好的事。所以从一个情感上极其脆弱的人的角度来看,沮丧似乎是合情合理的,因为他觉得自己对妻子来说是一个负担,他害怕妻子可能想要一个健康的男人陪伴她并分享生活,而不是和他一起。不管这些听起来多么不合理和不理智,即使对他妻子来说也是如此,但这些都是他感受到的"现实",而且这个"现实"对他来说非常真实、可怕。

我不得不认真对待他的想法,不管我认为这是多么错误的想法(后来也得到了证实)。所以为了尝试让他放下心来,我首先得跟他站在一起,而不是把他的观点当成阿尔茨海默病的妄想症状而不予理会。在接下来的几个月里我有很多时间都跟他待在一起,跟他交谈,试图了解他。我了解到他确实是二战老兵,用他的话说,他是"顶尖人物",指的是他是战斗机飞行员。尽管他无法告诉我某天是星期几、什么季节、当时的地点,并且语言表达非常困难,但他仍友好地回应那些对他表现出兴趣并试图跟他真诚地交流的人。他甚至称呼我为"好朋友",经常对我说:"你是一个好朋友,上帝保佑你。"因为他从来都想不起我的名字。这里的要点是他懂得并记住了我对他的善意,并且每周都能认出我。他有一次指着我对一名实习生说:"那个人仍试图进入,他想进来,但我不能告诉更多的人。但他在努力尝试,上帝保佑他。"因此,他懂得,我试图"进入"(了解)他的想法和感受。

所以要尝试去了解患有阿尔茨海默病的人的生活是什么样的,第一步是用坦诚的方式跟他们建立起联系,认真对待他们说的话,同情恐惧或焦虑的他们,说一些安慰和关心的话。不管他们如何缺乏"对时间和地点的感觉",他们似乎都能够懂得别人行为中流露出的好意。

患有阿尔茨海默病的人在诊断过程中有什么感受?

莉萨·斯奈德是"品质生活"项目的前主管,她在加州大学圣地亚哥分校的希利·马科斯阿尔茨海默病研究中心负责一个面向患有阿尔茨海默病的人的互助小组达 27 年之久,因此跟确诊患者结下了深厚的友谊。在她那本于 2009 年出版的特别有启发性的重要著作《敞开心扉:患有阿尔茨海默病是什么感受》里,斯奈德鼓励患有阿尔茨海默病的人说出他们的感受,其中有一些是关于医护人员的。书中有 7 位患者的故事,其中 2

位患者贝亚(Bea)和贝蒂(Betty)将自己的感受和医护人员关联起来了。贝亚谈及那个跟她交谈的神经科医师时,她这样说道:

> 他非常冷漠,说情况只会越来越糟糕……哪怕他表现出一点点恻隐之心也好。他在那儿的任务是诊断我的问题,他对了解我的感受毫不在意。他对我没有一丝一毫的感情。我从那时起就一直恨他。医护人员需要有同情心。

贝蒂以前是圣地亚哥州立大学的教职员,并且是一名退休的社工。在被诊断的过程中,她对所接触的医护人员的态度做了如下评论:

> 他们忙于爬上梯子的上面一级。那是人之常情。我不怪他们。但他们根本不认可疾病给患者生活带来的重要影响。他们知道诊断方法,但他们没有花时间去弄明白诊断结果对患者来说到底意味着什么。医护人员对待阿尔茨海默病的这种漫不经心的态度让人看着痛心……一个患有阿尔茨海默病的人不仅仅是他们的诊断对象。每个人都是一个完整的人……你真的得愿意跟患有阿尔茨海默病的人相处。但有的人就是不愿意去学,正是那种轻视和瞧不起患

有阿尔茨海默病的人的态度让人没法看。

很显然,我们不能假定这类交流出现在医护人员和他们的患者的每一次会面场景中,但在这两个病例中的确如此。同样的情形也发生在 B 博士身上。他的内科医师评论说:"治疗一个患有阿尔茨海默病的人有点当兽医的感觉。"有很多医护人员并不这样想,但从很多患者的经历来看,我们在对待患有阿尔茨海默病的人方面仍有很大的提升空间。

另外一个跟斯奈德一起工作过的人是比尔(Bill),他谈论了很多对阿尔茨海默病的感受,包括被诊断出患有阿尔茨海默病时的感受。

> 在 54 岁的年纪,我认为自己此前做事总是得心应手的,但现在却被贴上了无能的标签。给我做测验的心理医师说我将会发现工作越来越困难,甚至开车也如此。我被彻底摧毁了。诊断结束后,我记得自己走出诊所,走在圣地亚哥一个清新的夜晚,感觉自己是一个绝望的身心俱碎的人。第二天上午,神经科医师针对心理医师的不当言辞进行了道歉……在整个过程中我最惊恐的时刻是第一次被诊断时。我在想还有没有任何活下去的理由。那是个糟糕透顶的

时刻。

一个人患有阿尔茨海默病有什么样的感受？

如果你见过一个患有阿尔茨海默病的人，你仅仅是见过这个患有阿尔茨海默病的人而已。去了解患者如何感受和应对疾病带来的能力丧失，是没有一个适用于所有人的通用规则的。在很多情况下，这个反应取决于在诊断之前的几十年里患者对生活的方方面面的重视程度，他在过去是如何应对困境的，还有他的行事风格如何。尽管我在此讨论的是特定的人，但我完全没有暗示说所有患有阿尔茨海默病的人都像我讨论的人那样。需要注意的是，我们仍然可以从他们每个人身上都学到一些有价值的东西。

例如，根据标准测验结果，B 博士（一位退休的教授）处于阿尔茨海默病中重度阶段。在他成年生活的绝大部分时间里，他酷爱读书并热衷学习。但他现在读书非常吃力，除此之外，他也难以用丰富的英语词汇畅所欲言（他过去拥有的另一种能力），因此他如此描述他在阅读上的困难：

> 我认为我正要得到一些好东西……嗯……但阿
> 尔茨海默病……嗯……把我的心撕碎了，到了我究竟

该怎么阅读的地步……它已经不适合我了……嗯……我跌倒(他的意思是"感到")对自己很反感。

有时候他能正常阅读(影响会因时而异),但接着问题又会出现,所以他怀疑自己的能力,"我还有这个能力吗?"他对自己很生气,也很悲伤、沮丧,因为他再也无法去做那件在他生命中如此重要的事情——那件他认为理所当然的事情(就像我们大多数人一样),直到阅读不再是那个在很多年里对他来说都很简单的任务。所以他现在很伤心。

还是这位 B 博士,我问他,当我说"阿尔茨海默病"这个词

无法阅读给患者带来挫败感

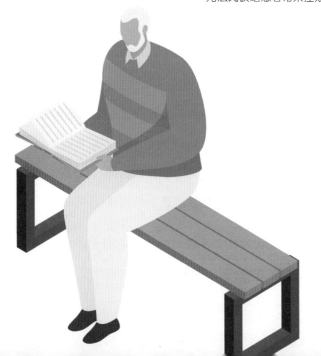

时他有何感受,他说:

> 啊,疯了一样……一直在我脑子里……现在完全
> 支配我的是阿尔茨海默病……我想到减弱(他此处拼
> 错了词),你知道我曾经能做什么,但我再也不能做了
> ……我就知道我患上了阿尔茨海默病,我没法阻止这
> 个想法……某个东西把我击垮了,我却没有任何办法
> 应对。

在这儿,他描述了一种可以理解的悲伤、沮丧和无助的感
受,因为他无法阻止他能做到的事越来越少这件事。除此之
外,他还意识到这种疾病可能意味着在将来他没法去做一些他
已经规划好的事情。

在关于 B 博士的故事里最需要懂得的要点之一是,他能
准确地表达出阿尔茨海默病对当下的他意味着什么,以及对将
来的他和他的家人意味着什么。他的中重度阿尔茨海默病诊
断结果没有妨碍他对疾病的影响做出适当的、有说服力的反
应。这意味着阿尔茨海默病会影响某些方面的思考,但不是所
有方面。他仍能评估疾病的含义及影响。这是他每天都能感
受到的东西,尽管他可能回想不起某天是星期几,或者他身居
哪座城市,或者如何做基本的数学运算,或者自己穿衣等。要

想获得所有这些信息,就必须跟 B 博士坦诚交流,赢得他的信任,努力去理解他想传达什么,尽管他有时单词发音错误或不能说出完整的、句法正确的句子。

另一个清楚地表达了自己对阿尔茨海默病的感受的人是 M 博士,是我在第 2 章简短提到过的一位退休教授。她生活中的一个特征性标志是她丈夫所说的"极其独立"。跟她的高智商相匹配的是她对英语语言极其优雅且精确的运用能力。她完全赞同我的此番评论,词语对她来说像乐器一般。她一生钟爱优雅的甚至诗词一般的表达。所以她说下面这句话是很自然的,"你知道吗,因为我不再像我原来那样说话了,这让我感觉似乎我没有好的说话方式了。"我问她是否对此很不满意,她表示强烈不满意,并继续陈述道:"我对自己很生气。"她一直对人很友善,也很善于交谈,说话很幽默,但阿尔茨海默病的影响导致她说:"也许非常重要的事情之一是,我无法跟人交谈了。"而且,"这些是我生活中大部分时间的现状了,我不想要这样。"所以理所当然地她很伤心,非常想恢复她曾经拥有的技能。她对自己能力的丧失深感痛苦,故而当我问她认为自己能做好什么的时候,她一个例子都列举不出来,因为,"我……我关注或留意到最多的事情不是最好的那些事情。"在这样一个人面前,我们只能感到无比同情,并对她所经历的痛苦表示理解。因而,我们不得不帮助她找到并认可她目前仍拥有的那些优良品质,而不是让她淹没在独自沮丧和忧伤的海洋里。

并非每个人都像 B 博士和 M 博士那样对自己的情感反应如此坦率。事实上,有些人极少甚至从来不公开表达他们的情感。比如 U 将军是一名退休的职业陆军军官,曾经在"诺曼底登陆日"登陆奥马哈海滩,他被诊断出患有痴呆,尽管不是阿尔茨海默病那一类。虽然他确实有一次谈及他的诊断结果时对他妻子说,"我知道你从来都没想到过我们的生活会变成现在这样",但他极少表达他的愤怒和困惑。在 3 年时间里,他妻子和我进行了超过 1200 封电子邮件的交流,在邮件里,她非常关心如何提高对他的境况的理解,并提高给予他关爱和支持的能力,她问道:"如果你记不住你觉得自己应该记住的事情,你难道不会生气吗? 我丈夫似乎没有表现出任何反应。"我回应道:"嗯,也许你和我会生气并表现出来,但我们都与你丈夫不同。你对他的了解比我要多,所以也许你应该想想,在你认识他的那几十年里他通常是怎么应对困境的。"

这个问题提示她去回想她丈夫在极其艰难的境况下表达自己的方式,她意识到他从未公开表现出任何反应——他在面对困境时也总是表现得非常淡定。所以在这个境况下,他表现得跟过去基本一样。

是疾病的症状还是对能力丧失的反应？

　　B 博士和 M 博士所表达的悲伤和挫败感以及 R 先生所表达的焦虑和恐惧都不应当被看作阿尔茨海默病的"迹象和症状"，这不同于发烧是疟疾的症状，皮肤上的红点是麻疹的迹象。相反，这些感受应当被看成人们对于阿尔茨海默病所意味着的能力丧失做出的符合逻辑的正常反应。试想一下，如果你不再能正常阅读或者不能做其他你一直乐于做并毫不费力就能做到的事情（比如签名）的时候，你会有何感受？你会高兴吗？你会完全不在意吗？你可能会忧心如焚，这很正常，也许还会很窘迫和生气。患有阿尔茨海默病的人可以用很合情合理的方式对他们能力的丧失做出反应。他们的反应不应当被"病理化"，并被说成"疾病的症状"。抗抑郁药并不能改变那个境况对 B 博士和 M 博士究竟意味着什么的现实。事实上，如果他们不像他们反应的那样，那反倒令人担忧，他们会被认为是"傻傻地没有意识到"或者"拒绝承认"他们的缺陷——一种被称为"病感失认症"的疾病的症状。所以你可以看到，对能力丧失的完全正常的反应，不管表现出来还是不表现出来，都会被当作疾病症状。以这种方式去解释一个符合逻辑的反应，并不会让患者相信他有能力做出反应，就像任何健康的人在面对失去一项重要能力的境况或总是深陷困境时的反应一样。

另外一类现象是给一个人对阿尔茨海默病的影响的反应错贴标签,这样的例子出现在当一个人在某个场合非常生气或抽泣时。例如,在诊所测验中,当一位被诊断出患有阿尔茨海默病的人答不上来在标准测验里相对容易的问题时,他也许变得愤怒,并说脏话,哭泣,甚至走出测验房间。对此,以医学为导向的描述是,那个人显示出了"灾难性反应",或"情绪不稳定",而且这些反应被解释为阿尔茨海默病的症状。当然,我们也可以很容易地将其解释成合乎逻辑的反应,因为患者知道那个问题很容易,在过去很容易就回答出来了,因此在"公众场合"没做好答不上来的心理准备让他感到了恐惧。也许这次失败是"压垮骆驼的最后一根稻草",如果我们考虑到那个人无法做很多对曾经的他来说相当简单甚至不假思索就能做的事情时,我们就能理解这种情形。类似地,一个善意的、体贴的配偶照料伙伴描述说:"每次当护士要来我们家帮我妻子洗澡的时候,我妻子就抽泣,但我没法在护士来之前帮助我妻子安静下来。"在我们深入讨论此事之前,他认为她的哭泣是阿尔茨海默病的症状(她被诊断出患有阿尔茨海默病)。我跟他建议说,他妻子很有可能是:(1)对于在一个几乎陌生的人面前赤身裸体感到极度不舒服;(2)对她需要别人去帮助她做好基本的个人卫生感到很尴尬甚至耻辱;(3)感觉对成人生活的很多基本方面失控,包括洗澡。那位丈夫很严肃地说他从来没有那么想过,但基于他对妻子几十年的了解,他很理解他妻子为什么会有这种感觉并因此抽泣。对患有阿尔茨海默病的人来说,对很多日常事务失去掌控会让他们非常苦恼,这对任何健康的人来说也是如此。

另外一个清楚的例子是由 B 博士陈述的,他在被诊断出患有阿尔茨海默病之前喜欢健步走。在成人日间照料中心,他非常懊恼,因为他不被允许在没人陪伴时到外面走走。尽管从成人日间照料中心的责任角度来说这是可以理解的禁令,但从

对日常事务失去掌控会让患者非常苦恼

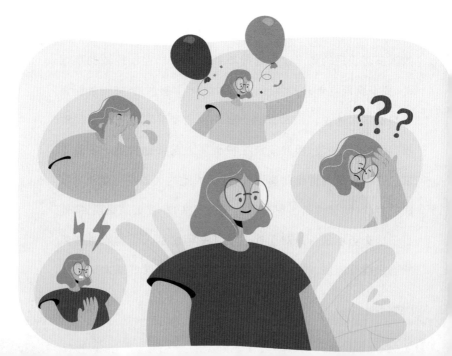

B博士的角度来看就完全不一样了,就像他说的:"我非常想独立。现在,我无法在没人陪伴的情况下出去走走……这让我很恼火。我发现我想摆脱这个被禁闭的状况。"他感觉被成人日间照料中心的管理封闭着。有这样的交谈很重要,这可以让患有阿尔茨海默病的人去表达他们的渴求和窘境以及感受到被尊重和理解。毕竟,不能自己一人出去走走并不是B博士失去的他几十年成人生活拥有的独立性的唯一方面,至关重要的是,照料伙伴要意识到和理解这对患者来说是一种严重的损失,由此至少能对患者表示同情。

我们也需要考虑那些住在护理院的人,他们无法离开,他们不管饿不饿都必须在特定的时间吃饭,他们失去了在生活中做出独立选择的能力,他们无法回想起上一次亲人在什么时候来探访过。他们会感到被监禁,会有孤独感,可能会因为纯粹的孤独和窘迫而崩溃、抽泣。给他们药物去让他们"安静"并不能消除他们感到痛苦和孤独的深层次的原因,其实在那种情形下痛苦和孤独是非常合理的感受。

阿尔茨海默病导致的注意力问题是如何影响一个人的感受的?

患有阿尔茨海默病的人,其主观感受的另外一个非常重要的方面就像是 B 博士直接表达出来的那样,"事情变得很混乱,阿尔茨海默病给了我一些碎片"。也就是说,因为无法通过回想提取近期事件的信息以及注意力游移的问题,他认为他不能总是得到整个事件本来的"全貌"。相反,他得到的是正在发生或已经发生的事件的一些片段或碎片。特别是当他周边的事情以很快的节奏发生的时候,或者他正感受到高度焦虑时,他不能像他在被诊断出患有阿尔茨海默病之前那样迅速有效地处理这些信息。尽管如此,非常重要的是,我们要认识到他可以如此准确地表达他的感受。阿尔茨海默病的确给了他一些碎片,事实上他也完全懂得这些并且完全不是以碎片化的方式表达感受的。因此,他能够清楚地知道他对外界的感受可能是碎片化的。如果他周边的人能懂得这些,他们就可以跟他一起努力让他去理解"全貌"。

这正是我更早一些时候和 B 博士谈话的情形,他想让他妻子和我会面,让他妻子提供一些对我们一起工作的"那个项目"有用的信息。很显然,在前一个周末他坚持要他妻子跟我交谈,他妻子反复告诉他,如果我依照约定跟她联系并约时间会面,她一定会见面交谈的。在他对此事的急切反应中,很遗憾他没有理解那个"碎片",反复坚持让她跟我交谈,她也反复告诉他,如果我联系她时她会这样做的。他感到有些事情正如他所说的在"侵蚀我们的生活",也就是说他的婚姻受到了侵蚀,她开始对他很恼火了。我花了大概 15 分钟时间跟他来来回回地讨论,去试图补齐那些他丢失的片段,并跟他保证我会联系她的。他接着终于说道:"好吧,如果这样的话,那就太过急促了。"此处,他表现出对事实清楚的和准确的理解,也就是他太过固执了,根本没有听进去他妻子在对他说什么。但是,为了让他自己慢慢意识到这一点,我不得不耐心、仔细地听他讲述,识别并尊重他强烈的情感,包括他对他妻子和我会面的紧迫感,以及他对他的婚姻存在问题的恐惧感,并且去了解在他妻子告诉他的事情里面他丢失了一个重要的"碎片"。接着,我不得不反复地向他保证,据我所知,他的婚姻并没有被侵蚀。

有时 B 博士可能会想到什么,又马上失去线索,等待一会儿,想法又回来了。如果他在谈话中间开小差,当他停顿一下后自己找回谈话的线索时,最好不要用陈述或提问去打扰他。反而,最有帮助的方式是保持沉默,让他在没有干扰的情况下思考。在谈话中间长时间地停顿对很多人来说通常是很尴尬的,但是为了患者,我们需要去做这个很关键的适应性调整。有些时候,在我跟患有阿尔茨海默病的人交谈的过程中,我会保持沉默达 30 秒之久甚至更久,以便给我的谈话对象留出足够的时间,让他们在不被我要说的话打扰的情况下去找回思路。我们可以通过下面这段我和 B 博士的交谈来体会这些谈话技巧。

> B 博士：当我让某件事中断的时候，我认为也许我……我不是说被扰乱了，但那个……那个破坏了节奏。
>
> 萨巴特：哦，所以如果你正在想什么事情。
>
> B 博士：嗯，嗯……
>
> 萨巴特：然后你分心了。
>
> B 博士：是……
>
> 萨巴特：你就忘了你想说什么了？
>
> B 博士：是的，但是，嗯……我能……嗯……等一小会儿。
>
> 萨巴特：嗯，嗯。
>
> B 博士：然后……嗯……我恢复了活力，并且，嗯……它就回来了。

因此，我们必须给予患有阿尔茨海默病的人额外的时间，让他们在不被打断的情况下去构思并且提取想法和单词，因为即使说"你想说什么？"本身就是一种干扰。干扰可能会有很多种预料不到的形式。

　　M博士将注意力完全集中在一件事情上的能力也因为阿尔茨海默病而被削弱,结果是,她可能在话说到半截的时候都搞不清楚自己想说什么。一个明显的例子发生在她正在跟我说话的时候,她打断了自己说:"我说不下去了,但它……它是……让我想想并且别看你……我一直盯着你是因为你跟我认识的一个人挺像的。"在她跟我说某件事的时候,她发现我看起来跟她认识的一个人很像,于是她就忘了她原本想说什么,因为她当时正在努力思考我让她联想起的那个人是谁。最后她想起是她的一个儿子跟我长得有点像。这个例子的要点是提醒照料伙伴,一个患有阿尔茨海默病的人原本集中的注意力可能被另外一种想法打断,那个想法可能会干扰他正在说的话,因为现在有两个互相竞争的想法同时出现了。如果想知道这是不是正在发生的事情,就必须有一个坦诚且值得信任的关系,这样患有阿尔茨海默病的人就会确信当这类事情发生时,他不会被评判为"有缺陷的"。我们很多人都经历过在跟别人说话时脑海里出现第二个和第三个想法的情况,但是我们能抑制住自己在其他想法上的注意力,继续说我们起了头的那段话。患有阿尔茨海默病的人会出现的一个问题是,他无法抑制住那些互相竞争的想法,于是他失去了自己那一刻正在说的话的线索。

一个患有阿尔茨海默病的人能感受到幸福吗?

这可能听起来理所当然,但鉴于对阿尔茨海默病普遍负面的刻板印象,还是有必要声明:患有阿尔茨海默病的人首先是人。就像健康的人一样,患有阿尔茨海默病的人可以在他们生活的某些方面感到悲伤和困惑,同时也可以从其他事情中感受到幸福。例如,对 B 博士来说,不是每件事都是悲伤的。当我问他什么事情让他开心时,他回答道:"哦,首先是我的生命之光(他相伴几十年的妻子,他在不用她的名字时经常用这个方式称呼她)。这是一件。嗯……接下来……嗯……我生命中别的方面是……嗯……我的孩子们,有三四个……所以这个世界对我来说仍是鲜活的。"他一直很热爱并全身心地投入他的家庭中。阿尔茨海默病并没有改变他的这方面,也没有改变他的其他一些可贵的品质。

就像我们大多数人一样,有些事情会让他焦虑,为了有效地应对,他需要从别人(比如他妻子)那儿得到一些鼓励。例如,当谈及他需要坐远程飞机横跨美国去探访他一个患病的老年亲戚而表现出焦虑时,他对我表达过"我仍然需要振作起来,并且……嗯……我认为我妻子时不时地会刺激我一下并且她是对的……"他一直不喜欢坐飞机,阿尔茨海默病并没有改变他的这个感受。他不仅需要鼓励,还需要每天跟人谈论他对事情的感受。"我真的……非常高兴,你知道,你让我倾诉。"在这两个方面,即对温和的鼓励的需求和对能够"倾诉"或谈论一个人有何感受的需求,我们看到被诊断出患有阿尔茨海默病的人跟健康的人相比其实没什么区别。我们很多人都能够很容易联想到这类需求。如何给予鼓励,如何创造交谈和"倾诉"的空间可能因人而异,但是对这两个方面的需求和它们所带来的好处,对于一些患有阿尔茨海默病的人以及健康的人都是一样明显的。

跟 B 博士一样,M 博士也感受到了幸福或快乐,尽管她有感到绝望和窘困的时刻。有一个快乐时刻出现在我们长达 1 小时的交谈的结尾,而在交谈之初她还说她想不出来有任何事情让她感觉良好的。我们最后谈到一项一直在等着她去处理的任务,就是给一个大学图书馆整理一些图书馆感兴趣的她的学术论文,并且对她来说,很重要的是这项任务不能再拖延下去了。她评论道:"这是一次很好的会谈,你觉得呢?"她继续说:"嗯……我不是第一……一个……那个出现在你面前的真实的人,当你……之前当你来时……在……啊……今天……是不一样的。"我把她说的话理解为,"我已经与你今天来的时候向你问候的那个人不一样了"。她接着用一种非常积极的、深思熟虑的方式说道："我……我……我需要为自己找到什么是重要的事情……嗯……在一个人的生活中。"尽管在这次谈话开始的时候，M博士想不到任何她觉得自己做得好的事情，并且深陷在关于她的情况的负面想法中，但在谈话即将结束的时候，她找到了一个对她很重要的项目，不仅能看透其逻辑性结尾，还能确定什么对她的生活是重要的，并且尝试去完成一些积极的目标。因此，她感觉自己像变了一个人一样，不再是我那天到达她家时问候我的那个人了。我们那次长谈对她来说是有治疗作用的，同时她也把她的感受"倾诉"出来了。

过了一段时间以后，我成为M博士所在的互助小组的主要负责人之一。在我们定期见面会谈时，我们经常讨论一周以前那个互助小组会议的情形。她对那些会议的回忆在很多方面极其准确。在一次长谈中，我们讨论了上一次会议中发生的一件事情，在那次会议中她观察到一个小组成员对她说的话有所反应，她用十足的喜悦腔调说："在我看来，嗯……那是有……有趣的，而且我特别喜欢经历那样的事情。"这种讨论跟她长期以来的倾向是完全一致的，因为从大学教员职位退休以后，她又修了一个硕士学位，希望成为心理治疗师。不幸的是，不久之后，她的记忆就出现问题了，她也就无法实现那个目标了。

还有一个让 M 博士感受到快乐的例子,在一次谈话中,当她不能找到她想用的那个词的时候,她就用手势去交流。她经常对自己不能再像过去那样自如地表达或出口成章感到绝望。有些时候,我试图跟她说她仍然能顺畅地交流,而且即使一个单词都不用也可以清楚地交流,就像哑剧大师马歇·马叟(Marcel Marceau)那样,在数十年职业生涯中成功地用这种方式让全世界的观众得到欢乐。在接下来的一段谈话中,M 博士有两次无法找到她想用的那个词,每一次她都用手势向我表达她的想法,而且每次我都能清楚地理解她试图向我表达的内容。在我第二次表示我理解她时,她说:"精确至极!谁需要单词呢?"然后她开心大笑起来。我接着指出她已经有两次用手势清楚地完成了交流的任务。我说:"你表达了你的意思。"她对此回应道:"我表达了你的意思。"由此显示了她的机智感,表明她懂得自己刚刚完美地展示了我一开始就试图传达给她的信息。她显然很开心和快乐,并表现出一种可以称之为享有自由的喜悦之情——她意识到,不必像以前那样靠使用种种语言技能来表达对她重要的事情了。所以在某种程度上,她觉得自己摆脱了那些找词困难和发音困难带来的限制。

患有阿尔茨海默病的人还有生活的目标和价值追求吗？他们有没有自豪和自尊的感觉？

是的，他们当然有，特别是如果他们在前面几十年就追寻过生活的目标。例如，在成人日间照料中心，B博士几乎从来不参加常规活动。他说："我并不需要那个房间里的东西。"他所指的是成人日间照料中心的一个活动。反而，他选择花时间跟我待在一起，每周2次，每次2小时，作为研究项目的一部分，他和我一起工作，并帮助我了解患有阿尔茨海默病的人有何感受。这个项目对他极其重要，因为如他所说，"它是科学一类的东西"，并且从这个项目中"我们可以得到荣誉"。他要求成人日间照料中心的主管在走廊公告板上贴一个指示牌，标明我们将在哪一天什么时间会面去做这个项目。以此方式，成人日间照料中心的每个人就都知道他在做这项工作，并且他还以此方式将自己和互助小组里的其他人区分开了。由此，这让他在那儿有一点自豪感，当然这也同时有提醒他会面时间的作用。

除了为这个项目工作，B博士还跟我的临床神经心理学高级研讨班的本科学生们交流，帮助他们去理解患有阿尔茨海默病是什么感受。他对学生们的影响清楚地体现在一个叫希瑟·马基(Heather Markey)的学生在得知他的死讯后写给我的信里：

> 他是个极好的人，他教会了我们所有人很多东西，没有别的人或书本能像B博士那样教会我们这么多，他最好的品质是他能够影响到所有认识他的人，他将继续活在我们所有人心中，活在他向我们展示过的东西中。

B博士在艺术方面小有成就，他为我的一些学生做的艺术品提供了一些评论。他对一名学生的艺术品的评论跟这名学生的课程教授的评论一模一样。当我告知他这件事的时候，他说："是吗？我还是科学家呢，我的天！"他在此处用的现在时态极其重要，这让我们洞察到他是怎么看待他自己的。显然，他不再是那个他几十年职业生涯中的在职科学家了，但是，就他的性格、思维习惯，以及他对自己是谁的感觉这些方面而言，他是一位不折不扣的科学家。在这方面，他理应得到公开的荣誉和尊重。他的性格清楚地体现在他在成人日间照料中心的表现上。所以，如果说"他曾经是一位科学家"，就是完全错误的。事实上，B博士在谈到他和陪伴他几十年的妻子时说："好啦，我妻子和我都是很厉害的科学研究人员,嗯……所以我们开始跟对方交谈后,马上就能在很高的水平上继续交谈。"这清楚地表明了他非常看重的自己性格的一个方面,需要被别人承认和尊重,特别是现在,需要被关心照顾。

这种想法也被成人日间照料中心的另外一位成员亨利(Henry)直接表达出来了。他是一名退休律师,被诊断出患有中度阿尔茨海默病。在把亨利介绍给另一个人的时候,成人日间照料中心的主管告诉那个人:"这是亨利,亨利曾经是一名律师。"亨利马上打断了他并坚定地(用现在时态)说:"我是一名律师!"当然,亨利确实仍是律师。毕竟,他没有被取消律师资格。尽管他不再是执业律师,但这并不能改变他在世界上和他自己眼里是谁的事实。他的生活方式,他的思维方式,清楚地反映了这个真相,就像科学家之于 B 博士一样,亨利作为律师的成就和地位不能也不应该仅仅因为他确诊而被否定或者弱化。

尽管 B 博士对其他成员很热心,也很有礼貌,但他正确地认为自己跟他们在性格、倾向和终身追求上是不一样的。他为自己一生取得的成就自豪,并希望得到在他成人生活里一直受到的尊重。事实上,他感受到成人日间照料中心的人们没有以这种方式去认可他。当我问他是否感觉在那儿没有地位的时候,他说道:"哦,绝对是,绝对是,那儿应该有某种阶……阶层。"他相信他参与那个研究项目的工作给了他某种地位。因此,这应该被所有的照料伙伴牢记,不论是家人还是专业人士,患有阿尔茨海默病的人即使在中重度阶段也仍能保留他们的自豪感,并需要别人认可他们优秀的品质,就像我们大多数健康的人一样。这是尤其重要的,因为当一个人被诊断出患有阿尔茨海默病时,很容易被别人主要从诊断结果及疾病相关的所有缺陷的角度去审视,而这正是他们最讨厌的。在这种情形下,他们有价值的品质得到别人认可,就比确诊以前得到同样的认可更重要。

B博士长期以来的性格是很完整的,这个事实可以体现在他对于成人日间照料中心安排的日常活动的反应上,特别是在参与"一问到底"那个游戏时。B博士站在走廊里,看着人们在成人日间照料中心的一个房间里玩那个游戏,我问他是如何看待那个游戏的。他回答道:"就是个充数混时间的东西。"我问那是什么意思,他说充数就是"一件没有任何意义的事情——我希望我能让它停下来"。当然,那个游戏要求对孤立事件进行快速回想,那正是阿尔茨海默病妨碍他做的事情,因此会让他感到更加困窘。他从来就对这类事情不感兴趣,阿尔茨海默病也没能改变这一点。他感兴趣的是做一些值得他花时间去做的事情,他并不认为那个游戏和成人日间照料中心的活动有任何意义。因此,当他面对这样的情况时,他能够评判其价值存在与否。

确实,B博士想要告诉别人他具备跟我一起做重要工作的能力。但是,他面临的找词困难和语法挑战让他无法胜任这件事。例如,某个人问他每天都在做什么的时候,他答不上来。因此,他需要我给他提供一个能帮他说话的东西。于是我安排乔治敦大学艺术和科学学院的院长给他寄了一封赞赏和认可他的信件。信中肯定了他对乔治敦大学学生教育以及阿尔茨海默病现有文献所做的方方面面的积极贡献。因此他的社区服务被认可了,他就把这封信的复印件带在身边。对他来说极其重要的是,他不被界定为患有阿尔茨海默病及其导致的功能障碍的人。同样,我们大多数人也渴望被人看到那些积极的令人敬重的品质,而不是我们的缺点。

感到自豪和渴望被人尊重,并能维护自己的尊严,要求发挥极其复杂的脑功能,包括记忆力、注意力、情感以及抽象思维(比如公平意识)等。尽管B博士不能自己穿衣,但他能够努力保持他的尊严并要求双方互相尊重。标准的神经心理测验没有涉及任何人类生活的这些重要方面,所以照料伙伴在得知亲人被诊断出患有阿尔茨海默病(即使是中重度阶段)时必须了解这些事实。同理,照料伙伴必须懂得,不能穿衣、使用餐具和签名并不意味着缺乏复杂思维能力,就像 B 博士和其他患有阿尔茨海默病的人表现出的那样。

2010 年,在一项关于生活目标感的实验中,马克(Mark)将患有阿尔茨海默病的人们分为两组,第一组为驻扎海外的军事人员或生病的小孩画慰问贺卡,第二组画类似的卡但没有指明送给谁。结果显示,第一组表达了较高程度的生活目标感。此处,目标有显著的社会意义,因为它把一个人和为他人谋福利联系起来了。与此类似,B 博士和 M 博士都非常清楚我所做的工作的目的是帮助他人,因此会热忱地跟我合作去追寻那个目标。在很多时候,他们两人会在交谈中问我:"这帮到你了吗?"如果我们想想患有阿尔茨海默病的人的生活现实,我们就不应该对此感到惊讶。不幸的是,人们很少向患有阿尔茨海默病的人寻求帮助。通常情况下,他们是被帮助的一方而不是帮助别人的一方。对一个处在这种社会地位的人来说,能帮助到别人就像是一缕清风拂过,特别是如果那个患有阿尔茨海默病的人在成年生活的大部分时间都乐于助人的话,他就更愿意继续帮助他人了。

K 先生汇报说他妻子在家里什么都不做,只是坐着或瞎溜达,或偶尔看看电视。但是在成人日间照料中心,她却非常积极地去帮助别人，不论在哪儿，不管以何种方式，包括摆设好午餐桌，帮助坐轮椅的人开门等。原来，她之所以在家里什么都不做，是因为 K 先生自己把所有的事情都做了。K 先生自己也承认，他之所以没有让她帮忙，是因为他担心她在试图帮助他的时候做不好，而他不想让她有挫败感。尽管他是满心好意，但他却不经意地阻止了她去感受那些令她陶醉其中的意义和目的，因为她一直是以服务为导向的人。

做出选择和承担责任是大多数人日常生活的一部分，这对我们的幸福至关重要。兰格（Langer）和罗丁（Rodin）在 1976年开展的实验证明住在护理院的人很大程度上受益于他们能够在日常生活相关事务中做出选择和承担责任。在实验中，他们将参与成员分为两组。在第一组中，成员被给予很多选择权，包括如何摆设他们房间的家具，如果他们想更换一些家具也可以向员工提出；他们可以选择在房间里放什么植物，但他们必须自己照料那些植物；如果被告知有两个晚上会放映电影，他们可以选择看哪场电影或一场都不看；等等。相反，在第二组中，成员没有对家具摆设的选择权；他们只会被提供一种植物且不能挑选植物，同时会由员工来给植物浇水；虽然他们也会有电影之夜，但是只能由员工来告诉他们将观看的具体场次。比起第二组，第一组的成员显得更高兴、更活跃。另外，护士是不知道上述选择和责任的区别的,他们给第一组成员打的分也高一些,评分标准包括警觉性、跟别人的交流、幸福感,以及跟员工交谈等方面。第一组成员比第二组成员在参与被动活动上花的时间少一些。这些效应也体现在两组成员的健康状况的差别上。因此,能够对一些相对简单的事情做出选择在心理上和医学上都有深远的积极影响。

因此,B夫人每次下午晚些时候来成人日间照料中心接回B博士时表现的颇有洞见的方式是值得我们赞赏的。他们会热情地向对方问候,他会马上对她说:"好的,我们现在做什么呢?"她总是这么答复:"你想做点什么呢?"如此让他去选择接下来会去做什么。我问她为什么要这么做,她说不想让丈夫变得很被动,总是去做她说的他们将做的事情。反之,她想让他把自己看成一个有选择权的人,看成一个自己的意见对她很重要的人,就像她的意见对他也同等重要一样。因此,她希望在他们的夫妻日常活动中维持他的自主权。

上述所有这些所传达的信息非常清楚,一个患有阿尔茨海默病的人被鼓励在任何可能的情况下坚持自己的想法是很重要的,即使只是对于一些简单的事情能做出选择也是很重要的,因为他们在生理上和心理上都会因此受到积极影响。这对一个患有神经退行性变性疾病的人尤为重要。

患有阿尔茨海默病的人会对他们的某些能力的丧失做出反应并设法避免尴尬吗？

是的，但人们表现的方式会因为他们不同的个性或人生经历而迥然不同。

例如，一位善良且优雅的女士 O 夫人和她丈夫每周都要参加跟朋友们的晚餐聚会，在聚会中她很难跟上朋友们的谈话节奏，而朋友们不知道她患有阿尔茨海默病。在聚会中她极少说话，专心吃和喝，而在吃的时候少说话是社交上可接受的礼仪。当甜点吃完时，O 夫人马上开始清理桌子，并着手去洗盘子和其他餐具。所有人都把她的行动看作极其善意和体贴的表现。后来，O 先生才意识到这是她回避接下来晚餐桌边活跃的会话的方式。她设法避免尴尬，因为当被问及对这个或那个话题的看法时她无法做出机智的回应，并且她无法注意聆听和领会桌边其他人做出的评论。

成人日间照料中心的一位成员 D 夫人是在娱乐行业的家庭环境中长大的，有着极好的幽默感，但她只接受过高中教育，并不是像 B 博士和 M 博士那样的知识分子。但当她碰到找词困难时，她就一笑而过。例如，她试图找到某个词但没找到时，她干脆说："哦，又是那个阿尔茨海默病，那是一种糟透了的病。"说这话时她用的是演艺圈的韵味，笑容满面，扬起眉毛，丝毫没有悲伤的意思。但当 M 博士碰到找词困难时，她就尽量少说话，因为她感觉自己"没法说话"。M 博士参加互助小组的时候会感觉尴尬，尤其是如果小组领头人说："我们还没有听到你说什么呢。"她会感觉特别尴尬。这让她感觉到自己仿佛是被放在聚光灯下了，所以她在之后的一段时间内都不会参加小组活动，以回避这类情形。

K 夫人也加入了成人日间照料中心，她在正确地说句子方面有严重的找词和句法问题。结果是，她大部分时间都很安静。在她的整个成年生活中，她为自己的形象自豪，也为帮助别人、服务别人的渴望自豪。前面提到过，如果坐轮椅的人在进出门的时候需要帮助，她会给予帮助，并会帮助布置午餐餐桌。同时，她还陶醉于别人对她的关心和帮助表达出的认可与感谢中。每当互助小组准备开始进行这样或那样的话题的讨论时，她都要离场，在那栋楼的长廊走走，或去另一个房间翻翻杂志。也就是说，她识别出那个场景是可能会被点名说话的，所以她选择去做点别的什么，以此回避潜在的尴尬。

上述的每个例子都揭示了完整的"执行功能"（第 1 章讨论过），即具有这种功能的人能够评估当时的情形是否有潜在伤害,如果有,那么他就会执行一个设计好的行动计划去回避那个伤害。这是一类"如果……那么……"的假想式思维,正如下述所说的意思,"如果我继续在这儿待下去,我会很尴尬的。如果我不想经历尴尬,那么我就得离开这个场景。"所以如果患有阿尔茨海默病的人做某件事去回避尴尬甚至出丑,他们的行动应该被看成保持尊严的适应性行为,而不能仅仅因为他们离开小组讨论就被视作"不合作"或"冷漠"。非常重要的是,通常情况下照料伙伴应该认识到,去解释那个患者所做的事情都是会有一个好的理由的(也确实是经常有的),并应考虑到当时的情形以及那个人的个性和需求,以尽可能地去理解那个理由。

患有阿尔茨海默病的人除了试图回避尴尬以外,还会试图继续做一个对配偶有价值、有帮助的人。例如,F 先生谈到他妻子经常在家"故意把东西放在错误的地方"的情形。也就是说,她在家里查看一遍,似乎是想整理好各种物品,但是把一些东西放在了通常不该放的地方。她怀着良好的意愿去尝试打理家里的事情,她过去总是能完成得很好,而且她以前还做过很多了不起的事情,比如教导小孩,在社区工作,并赢得了她丈夫和朋友的尊重与敬佩等。她很清楚地知道自己不再是过去几十年的婚姻中卓有成就且对她丈夫有帮助的那个伴侣了。的确,她心酸地对丈夫说:"我对你没用了。"由此反映出她能评价过去和现在的行动的良好能力，也反映出她现在感受到的深深的痛苦。事实上，她丈夫告诉我："我娶她是因为两方面原因。其一是我从头到脚地深爱着她，这个仍然没变，我在这方面对她的感觉丝毫没变，这么说吧，我仍然迷恋着她。"说到这儿，他开始哭泣。他接着说："另一方面是我从她身上看到了我想拥有的品质，她很直率，拥有很多技能，并且她自信满满。"F夫人非常清楚地意识到她吸引她丈夫并激发了他的爱恋和尊重之情。她同时也非常清楚她不再能做那些她曾经能做到的事，所以就有了前面提到的她对她丈夫说的心酸之语。显然，患有阿尔茨海默病的人会对他们的某些能力的丧失做出反应，并且产生设法回避尴尬的需求。但是……

被诊断出患有阿尔茨海默病的人会有幸福体验感吗？

是的。我前面已经简短地讨论过，被诊断出患有阿尔茨海默病的人是有可能感受到幸福和快乐的，并且乐于追寻和享受生活的目标。除此之外，照料伙伴还应意识到其他形式的一些幸福体验问题，并应能够因此去观察和欣赏他们患病的亲人。已故的受人尊敬的汤姆·基特伍德（Tom Kitwood）出版了一本关于幸福体验的表达指南，他曾是英国布拉德福德大学

(University of Bradford)布拉德福德痴呆研究小组的负责人。他把这类表达称作"相对幸福体验指标",这都是被诊断出患有痴呆的人和健康的人享有共性的一些领域。照料伙伴能意识到这些指标是很重要的,因为它们的存在揭示了患者拥有的能力,并且这些能力在被展现出来的时候,它们的价值应该得到认可。

基特伍德在 1998 年提出了一份包含 12 种指标的清单,并指出这份清单并不是详尽的,还有很多其他类似的指标。同样重要的是,要懂得一个患者可能会不时表现出某些或全部指标。这些指标不需要达到一个"阈值"才能证明一个人跟其他健康的人的共性。换句话说,一个人不需要达到一个最低标准去证明他"仍然在那儿"。同样重要的是,要认识到,这些指标只有在某种社会场景下才会显现。在考虑到上述这些要点的前提下,这份指标清单如下:

(1)明确表达渴望和愿望;

(2)能够感受和表达各种各样的情感;

(3)主动社交;

(4)情感上的温暖;

(5)社交敏感性;

(6)自尊;

(7)接纳别的患有痴呆的人;

(8)幽默;

(9)创造性和自我表现;

(10)表现出明显的快乐;

(11)乐于助人;

(12)放松。

H 夫人和 D 神父都是成人日间照料中心的成员,并都患有中重度阿尔茨海默病。他们在下面的动态社会场景中展示了上面说到的一些指标表现。那天我走进成人日间照料中心的一个房间,手里拿着一条小的湿毛巾盖在有过敏反应的眼睛上。那个房间的午餐长桌边坐满了人,因为当时房间内正在开展日常活动。坐在房间另一头的 H 夫人和 D 神父似乎马上注意到我了。两人都很快从椅子上起身并径直走到我这儿来,脸上带着关切的表情。有严重找词困难的 H 夫人指着我盖着眼睛的毛巾,似乎在问:"怎么啦?"我向她解释为什么我用一条毛巾盖在眼睛上,并告诉她我没事,谢谢她和 D 神父的关心。他们点了点头,就回到自己的座位上去了。这里我们看到了 H 夫人主动社交、乐于助人、表示关切,并且接着释怀(感受和表达了不同的情感),以及下面这些认知能力:集中注意力的能力;从我拿着一条毛巾盖在眼睛上这个行为中感觉到有什么不对的推理能力;能理解我所说的话,并能缓解担忧的能力;还有完整的短期记忆能力,帮助他们回到原来的座位(当时有很多其他空座位)。换句话说,H夫人和D神父都很关心我并清楚地展示出了这种情感,这揭示了被诊断出患有阿尔茨海默病的人即使在中重度阶段,也并不意味着他不能体验到一些相对幸福的指标,包括关心别人的能力。

在本章前面,我讨论过患有阿尔茨海默病的人会有目的地行动,以避免他们知道会导致他们尴尬或出丑的情形。这每个例子都揭示了幸福体验的状态指标,比如"自尊"和"明确表达渴望和愿望"。在我们的文化里,自尊被认为是很重要的。所以当一个患有阿尔茨海默病的人用某种行动去保持他的自尊的时候,那是一个需要被别人欣赏和认可的积极的信号,因为它反映出在心理方面和与大脑相关的重要意义(这种类型的思考必定涉及健康的脑系统)。

在医院诊室或神经心理学家的办公室进行的关于认知能力的标准神经心理测验完全没有体现这些相对幸福指标的存在。而且很遗憾的是,这些指标在评测疾病严重程度和阶段时没有被考虑进去,这是在诊室进行测验的医师的武断选择。不论一个人是否被诊断出患有阿尔茨海默病,这些都是评判这个人在生活中是否有能力的重要指标。确实,如果一个人缺失全部这些指标将会让他和别人的交往受阻。因此,我们有更多的理由让照料伙伴集中注意力去观察这些指标是否存在。毕竟,相比患有阿尔茨海默病的人能否记起他早餐吃的是什么,这些指标对每个相关的人来说都意义重大。换句话说,与其主要关注患者完全不能做什么或做什么很困难,照料伙伴不如关注他们的亲人仍保留着哪些能力,这不仅仅是泛泛而言,应包括一些特定方面,比如这些幸福体验的各种相应指标。当我们能准确地说出他们的能力时,我们就会欣赏并且越来越关注这些能力,就会对患者有更现实的理解。对他们来说,这意味着他们保有的能力不仅被欣赏,而且派上了用场,对他们的生活会有非常大的好处,照料伙伴的生活也会受益。

除了前面讨论到的及其他相对幸福体验指标,基特伍德在1998 年还提出这些指标的底层有如下几个"人类共有的幸福感知状态":

(1)个人价值感;

(2)主导感;

(3)社交信心;

(4)保持希望。

这里的逻辑是如果没有这些状态的存在,一个人就很难去表现那些相对幸福体验指标。例如,如果一个人无法预测做某件事会带来积极的后果,或者一个人没有自信心或个人价值感,他就不会试图去帮助别人。就像健康的人一样,患有各种类型痴呆的人能够并且确实表达了对生活的各种希望,人们发现这些希望往往跟他人的幸福感相关。莉萨·斯奈德在 2001 年完美地表述了这对患有阿尔茨海默病的人意味着什么,她说:"保持希望,确实可以架设一座桥梁把我们和患有阿尔茨海默病的人共有的人性连接起来。"

本节开始时提到过,幸福体验的各种指标在社会场景中会表现得明显。患有阿尔茨海默病的人以及健康的人,大家生活在彼此的世界里并在日常社会生活中保持交流。就像对所有人一样,被诊断出患有阿尔茨海默病的人会因为跟别人的互动而受到正面或负面的影响。这将是第 4 章的主题。

4 阿尔茨海默病患者的社会生活

对于一个被诊断出患有阿尔茨海默病的人来说,日常社会生活可能是非常困难的,甚至是一种不祥的体验,但也可能是一种以被接受、理解和关怀为特征的经历,尽管患者由于脑损伤而失去了一些能力,但社会生活对他们来说依然是有意义的。至于是前者还是后者,这主要取决于其他人对待患者的态度。有趣的是,这同样适用于没有被诊断出患有阿尔茨海默病的人。健康的人如何对待患有阿尔茨海默病的人,很大程度上取决于他们对衰老的整体看法,尤其是对阿尔茨海默病的看法。

人们对于衰老整体上有没有负面的刻板印象?

我们的文化中似乎存在着对衰老的负面刻板印象。例如,一个人可以用优雅而博学的方式谈论某事,用以体现博爱、大度、智慧、仁慈、感恩、道德思想、对他人福利的奉献、人与人之间的相互依存,或者宝贵的原则等。但我们从来不会听到这个人接下来说:"我现在正处于老年时期。"相反,"老年时期"指的是在某一方面的失败。例如,不能快速回想起特定的信息,包括一位著名演员的名字,或者为什么刚才要走进屋里面的某个房间。

这个态度也反映在生日贺卡上。小孩子和年轻人的生日贺卡是有趣的、亮色的,并且上面是充满欢乐和希望的语句。但是一旦人到了 30 岁、35 岁,特别是 40 岁以上,贺卡上传递的信息就完全不一样了。中年人的生日贺卡宣布他们已经"过了巅峰期"或者"正在走下坡路"。然后是 70 多岁和 80 多岁的人的生日贺卡,卡面上会写类似这样的问题:"你都 75 岁了,日子过得怎么样?"贺卡里面这么回答:"看情况吧。(It depends.)"这也是一种小小的幽默,会让人联想到一个成人尿布品牌的名称"Depend"。在各种各样的社交场合,我们都会接触到关于衰老的信息。近几年,我在自己的课堂上也做过非正式的问卷调查,很多聪明又年轻的学生说他们害怕变老,这让我很震惊。尽管这算不上一个科学实验,但仍然能说明一些问题。

如果人们在这种对衰老有着负面的刻板印象的环境中成长起来,那么当他们自己成为中年人或更年老的人的时候,他们通常有着社会心理学家所称的"自我刻板印象":他们开始拥有多年来暴露在他们眼前并且现在适用于他们自己的负面的刻板印象,因此他们用"老年时期"等词语来描述某种失败经历。这种对衰老的负面表达在现在的美国文化里无处不在,这一点既值得注意,又令人悲哀。这种情形的一个不幸的后果是众所周知的"刻板印象威胁",这发生在当老年人被告知令他们颇感难堪的某一特征时,比如他们的记忆力问题,在接受测验时就会发生这种情况。在测验环境中,他们会表现得比在正常情况下差一些,这基本上是符合刻板印象的。在那些不知道刻板印象威胁效应的人眼里,他们的糟糕表现经常被理解成是他们的年龄导致的,而不是测验环境所致。所以我们现在面临的现状就是衰老通常被看作负面的。除此之外,人们通常对痴呆有极其负面的刻板印象,尤其是对阿尔茨海默病更是如此。

是否连医护人员也对患有阿尔茨海默病的人有负面的刻板印象?

令人惊奇的是,情况的确是这样的。例如,一本名为《提高晚期痴呆患者的生活质量》(1999 年)的书里提到患有阿尔茨海默病的人的时候,一位非常善良的医护人员写道:"即使给患者以最富逻辑和说服力的理由,告诉他们为什么不能在暴风雨天去外面,他们的头脑里也根本无法理解这个逻辑。"其实并没有实质性的科学证据支持这个观点。这本书里的另一个例子如下:"在一项长期研究中,护士们汇报说,接受验证疗法的患者在身体上和言语上的攻击性减少了,抑郁程度减轻了,但是非身体攻击行为增加了,比如多了徘徊、踱步以及重复性的动作。"是什么让一个人的行走变成了徘徊？谁在徘徊？谁在散步？如果一个人被诊断出患有阿尔茨海默病，是不是散步的行为突然就变成徘徊了，甚至是"漫无目的"的徘徊呢？如果是这样，为什么？护理院的住户就不会散步了吗？他们必须徘徊吗？到底是什么让散步、踱步或重复性的动作变成具有攻击性的行为了呢？设想一下这样的情况，人们在医院等待区来回踱步等待亲人的手术消息时，有人问他们为什么要有这样的"非身体攻击行为"。如果他们对这个明显荒谬的问题报以愕然的、疑惑的沉默，那将是完全合情合理的反应状态。如果把医院等待区的人的踱步看成"非身体攻击行为"是很荒谬的，那为什么同样的情况，对被诊断出患有重度阿尔茨海默病的护理院的住户来说就不荒谬了呢？下面是最后一个例子：

　　处于中期阶段的患者会越来越迷糊，包括对时间、空间和人的感知。分不清时间的患者不再焦虑，但会变得注意力不集中……他们很难被激励，也不会去迎合家人和医护人员的期望。

　　如果一个人说的话和做的事情反映出焦虑，那么没有人能够从逻辑上和科学上断言这个人不是处于焦虑状态。常用的定向力测试需要回想信息。就像前面提到的，回想是从记忆里提取信息的方法，而阿尔茨海默病是对这种方法产生负面影响较大的一种疾病。被诊断出患有阿尔茨海默病的人极少被给予机会用其他方式去提取定向信息。再者,如果他们住在护理院并极少离开,为什么要假定记住今天是哪年哪月星期几对他们来说是很重要的? 最后一点,他们没有去"迎合"的医护人员的期望到底是什么呢? 此处的要点是,即使在医护人员中,也有部分医护人员对患有阿尔茨海默病的人存在可怕的负面刻板印象。我们不由得去寻思这种态度和信念是如何影响这些医护人员对待患有阿尔茨海默病的人的方式的,而患有阿尔茨海默病的人面对这种方式又会有何反应。

在上述背景下,我们就不会对才华横溢的社会学家 M 博

散步是患者的一种正常需求

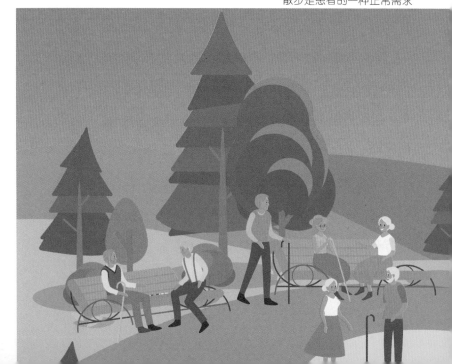

士所做的事感到惊奇了。她在很长一段时间内都不愿意把自己的诊断结果告知成年孩子和亲近的朋友。她在确诊一年之后,在面对社工的演说中对此进行了反思:

> 为什么不愿意说出我的病情呢?"阿尔茨海默病"这个术语有没有可能有一个类似"红字"或"黑死病"的内涵? 它会不会比性病更令人尴尬呢? 不管怎么说,最终我将自己患有阿尔茨海默病的事情向朋友"全盘告知"的时间顺序与我和朋友在一起是否感到"安全"有很大关系。

从某个方面来看,M博士的经历跟被诊断出患有阿尔茨海默病的琼相似。琼在下面这段话中谈到了有关她能否跟其他人进行顺畅的交谈的能力:

> 当我想说"海洋"但又想不起这个词的时候,我会有点尴尬。这取决于我跟谈话对象在一起的舒适程度以及是否有安全感。如果我跟一群让我感到很舒服的女士在一起时,我不大可能觉得有什么问题。但如果与我不认识的人在一起时,我就会感到我是否会吓着他们。

最后,同样被诊断出患有阿尔茨海默病的贝蒂指出:

> 人们可能会否认他们患有阿尔茨海默病,因为他们没有机会跟那些同情并理解他们,或者愿意在整个过程中一直帮助他们的人交谈。任何被诊断出患有阿尔茨海默病的人都需要可以交谈的人。

是什么导致患有阿尔茨海默病的人在社交场合缺乏安全感?

汤姆·基特伍德于 1998 年提出,人们看待和对待被诊断出患有阿尔茨海默病的人的方式可能会是"不友善的",或是危险的。这些想法和行为可能会剥夺患者的人性,降低他们的自我价值感,让他们感到自己毫无价值,产生累赘感,并受到伤害。基特伍德将这些行为称为"恶性的社会心理",并且举了很多例子说明那些被认为健康的行为也会对患者造成伤害。特别需要指出的是,基特伍德很清楚诸如此类的恶性的社会心理是无意中呈现出来的,因为没有人会带着故意的恶意以这类方式去对待另外一个人。基于人们对于患有阿尔茨海默病的人的非常有限的理解,健康的照料伙伴会错误地假定他们所做的事对患者没有造成伤害。如果医护人员和照料伙伴想帮助患者让其感觉到安全的话,可以参考下面这份不完全的清单,其中列出的内容阐明了一些作为医护人员和非正式的照料伙伴应该避免的行为。

(1)欺骗:用欺骗的方式去使人分心,或操纵、强迫他人遵从指令。例如,一名被诊断出患有阿尔茨海默病的护理院住户W夫人,一天早上不想穿戴整齐,于是一名护理人员便骗她,告诉她应该穿戴整齐,因为她儿子在上午晚些时候会来接她回家。于是W夫人穿戴整齐,同时还整理了一个行李箱放了些衣物,并去大厅坐着等她儿子。当W夫人坐在大厅等候的时候,另外一名护理人员告诉她需要到某个房间去参加一个活动。W夫人告诉护理人员说她儿子要来接她回家,她想在大厅等他而不是去别处。那名护理人员知道不是这么回事,但并不知道另外一名护理人员早些时候骗了W夫人,就假定W夫人有妄想症(阿尔茨海默病的症状之一),怀有错误的想法。

(2)剥夺权利:不让患者发挥其仍然拥有的能力,或不给其正在做的事提供帮助。例如,一名护理人员给护理院住户喂食,是因为那名住户自己进食会花更多的时间,这就导致那名住户逐渐在自己还有独立进食能力的时候不再自己进食。在另外一个例子里,K先生不让他妻子布置晚餐桌子,尽管她愿意并且仍有这个能力去做,结果是她只能干坐着什么都干不了。后来她又被认为对一切都漠不关心,再也不被允许做那些她多年前曾经做过的家务。

(3)幼稚化:像一个冷峻的家长对待小孩一样非常傲慢地对待一个人。例如,用"老人腔"说话,以及跟患者说话时像哄小孩一样跟他用"唱歌式腔调"。

(4)恐吓:用威胁或身体力量让一个人产生恐惧感。护理院住户 U 将军在护理人员告诉他到该洗澡的时间了的时候,他表示不愿意在早上 7 点洗澡。当时,护理人员反复几次告诉 U 将军到洗澡时间了,但 U 将军仍拒绝起床,于是,那名护理人员便试图把 U 将军从床上拽起来,并因而使用了暴力。然而,U 将军因为在此抗拒过程中打到了那名护理人员,就被描述成好斗和不合作。可以想象到的是,U 将军作为护理院住户已经失去了自己选择洗澡时间的自由。

(5)标签化:把诊断结果作为跟患者交流和解释他的行为的根据。D 夫人对她丈夫很生气,因为他不经意地在成人日间照料中心的员工面前让她难堪,把她的高领毛衣塞进她的宽松长裤里(尽管她看起来没事)。那天晚些时候,D 先生意识到他夫人生气了,因为她不跟他说话也不看他一眼。他后来就说她的生气是"非理性的敌意",如他所说,这在他看来就意味着"她的阿尔茨海默病病情越来越糟糕了"。这同时也是一个很好的例子,可用于说明诊断结果大大地改变了我们对人与人之间交流的理解。在正常的社会里,如果张三对李四表示很生气并且李四不解其因,李四会很"迷惑"但不会责怪张三有"非理性的敌意"。李四可能会问:"你为什么对我生气?"但一旦张三患有阿尔茨海默病,李四对张三生气的不理解就会转变为将张三的生气理解为"非理性的生气"或"非理性的敌意"。换句话说,李四其实是从对待被诊断出患有阿尔茨海默病的人的角度理解张三的,"因为他的生气让我费解,所以他一定是非理性的。"为什么"介入规则"或"理解规则"在一个人被诊断出患有阿尔茨海默病之后会发生如此巨大的变化呢? 当我对 D 先生指出他不经意地在公众面前让他妻子难堪的时候,他明显满怀歉意,说道:"医生,你得相信我。我绝不会做任何伤害她的事情,我爱她。"我完全相信他。我丝毫不怀疑他对他夫人深深的爱恋,并且他绝对没有伤害她的意思。这个例子清楚地表明,恶性的社会心理行为并不是因怀有恶意的或故意的想法而产生的。

(6)耻辱化:对患者的排斥让他们变成被抛弃者。K 夫人有好几个兄弟姐妹,并且他们以及他们的配偶都住得离 K 夫人很近。在很多年间,他们都轮流坐庄在周五晚上聚餐。在 K 夫人被诊断出患有阿尔茨海默病以后,她和她丈夫不再被大家邀请,并且当他们主动邀请大家的时候,其他人总是推说已经做好其他安排了。有意思的是，K夫人还被要求吃抗抑郁药，尽管令她忧伤的原因很清楚并且挥之不去，原因跟她的亲戚们对待她的不友善的方式密切相关，而且这种对待方式并不会因为她开始用药而有丝毫改变。同样，她的忧伤被解释成阿尔茨海默病的症状，而不是她被亲戚们如此不友善地对待而出现的症状，就像很多人一样，她的亲戚们非常怕跟被诊断出患有阿尔茨海默病的人待在一起。这种态度清楚地反映在贝亚的评论中："我从来没有去隐瞒我患有阿尔茨海默病的事实，但每个人表现出来的都是他们不想靠近我，因为他们害怕可能会染上这种疾病。"

（7）节奏过快：其他人做事情的节奏对患者来说太快了。因此，在这样的情况下，患者被冷落在谈话氛围之外，因为他们不能按健康的人的速度去思考和表述。

（8）无效化：否认、忽视，或不顾及患有阿尔茨海默病的人的主观性。例如，如果患有阿尔茨海默病的人对某件事很焦虑，那么焦虑就会被看作阿尔茨海默病的症状，而不是对社会中存在的某种情形的反应。因此，人们不会去尝试帮助患有阿尔茨海默病的人理解当下的情形，也不会尝试去改变导致焦虑的情形，因为焦虑被看作阿尔茨海默病的表现症状，而不是对患有阿尔茨海默病的人经历的真实事件做出的反应。另外一

个无关焦虑但仍然是无效化的例子是,D 先生声称,"护理人员
在宠溺我妻子"(他妻子被诊断出患有阿尔茨海默病),因为当
她说她在屋里感到冷的时候护理人员给她加毛毯。D 先生称
之为"宠溺"是因为他认为屋子里不冷,并且他没感到冷。因此
在他看来,他妻子说感到冷是因为患有阿尔茨海默病,由此她
对自己感到冷的感受产生了错误理解。

(9)社会隔离:其他人会有意回避被诊断出患有阿尔茨海
默病的人,因为他们通常认为这些患者是"糊涂的",并且认为
这些患者应该从别人的社交圈子里退出。一名退休的社工曾
说:"现在阿尔茨海默病很受关注,但相关机构描述的这种疾病
的症状却对人们产生了一定的误导,比如,人们认为患者会稀
里糊涂地走向一辆车,因为他们迷失了方向,正在马路上盲目
徘徊,虽然这并不正确,但人们却信以为真了。"除了这种误解
外,要知道,如果人们轻易放弃跟患者之间的友情,这必定也会
加重患者的抑郁和被遗弃感。除了心理和情感方面的影响外,
患者感受到的社会隔离(缺乏朋友)还会导致身体健康方面的
影响和糟糕的生活质量等。

(10)物化:患者没有被看成值得尊重或值得以基本礼节友
好相待的人;他们被别人以贬斥的方式谈论,被认为是"一名阿
尔茨海默病患者"或是"一名功能失调的或累赘的痴呆患者",

而不是一个人。

(11)无视:健康的人在患者面前高谈阔论,甚至谈论涉及患者的话题时,就当患者是空气一般的存在。一个健康的人很少会遇到这种毫无顾忌的不尊重行为。

(12)强迫:强迫患者做某件事情,并不给他们任何选择机会。例如,护理院的住户 L 夫人坐在轮椅上正跟某个人交谈时,一名员工走过来告诉 L 夫人该吃午餐了,并唐突地把 L 夫人从谈话对象身边推走,不让她把话说完,或让她选择结束谈话后再去吃午餐。L 夫人在被推着离开谈话对象时,她还在继续说话,声音越来越大。

(13)拒绝给予:当患者提出实际需求的时候被拒绝给予满足。

(14)斥责:责怪患有阿尔茨海默病的人因其能力丧失或对当时情形的误解而做错了某事或没做成某事。例如,一个家庭照料伙伴斥责患有阿尔茨海默病的人是故意不去回想起 5 分钟之前被告知的事情,或是故意不把东西放在它们应该在的地方,就是为了惹怒或伤害照料伙伴。

(15)嘲讽:拿患者开玩笑。

(16)轻蔑:告诉患者他是个累赘或者无能的人。把患者说成"精神错乱的人"也属于此类，因为根据定义，精神错乱是指"没有脑子"、疯疯癫癫，诸如此类。这两者都不适用于一个患有阿尔茨海默病的人。

(17)扰乱：突然打断一个人做某事，比如在他说话时突然打断他，用基特伍德的话来说就是破坏了那个人的"参照系"。

我们要清楚地知道，用这些方式对待患有阿尔茨海默病的人是对他们自我价值感受的打击，会让他们失去人格。就像往伤口上撒盐一般，这样会加重疾病导致的脑损伤的影响，让患者在社交场景下感受不到"安全"。在这些情况下，很多患者做出的反应是更加远离社交场景，并深深感受到有危害性的孤立感，出现这种反应也就不足为奇了。这种反应并不是痴呆的一般症状或阿尔茨海默病的特殊症状，而是应该以社会功能失调来看待的反应。事实上，回避这样的社交场景是对感到不安全、被轻视和受伤害的符合逻辑的适应性调整。如果一个患有阿尔茨海默病的人做出如此反应，这是自尊和明确表达愿望的指标——我们在第3章讨论过的基特伍德提出的相对幸福体验指标中的两个指标。难道我们中的任何一个人愿意身处一个被羞辱或伤害的场景里？或身处一个不被其他人用我们几十年成人生涯里感受到的基本礼节来对待的场景里？如果不去回避这样的对待方式，那才是自我毁灭性的。

我们如何帮助患有阿尔茨海默病的人获得安全感?

一个肯定的答案是,不要用恶性的社会心理行为对待患者,尽管这很重要,但它只是第一步。下面将讨论其他有帮助的行为。

(1)对患者采取意向性立场:这意味着,我们把患者所做的或所说的看成他想表达什么的尝试,尽管我们不清楚他要表达的到底是什么。也就是说,我们假定患者有想法、感觉、态度和信念方面的东西希望跟别人分享,尽管他有找词困难或其他与语言相关的困难。患者想表达的意思可能对听者来说是不清楚的,但这并不意味着患者没有试图去说一件有意义或重要的事情。如果我们不懂得患者在说什么,也不能说他"糊涂了",相反,是我们自己糊涂了。因此,我们的目标是去理解患者试图要说的,或者假定患者是处在功能失调之前的状态,给他机会去表达。

例如,在成人日间照料中心,被诊断出患有阿尔茨海默病的 R 先生打开成员们白天挂外套的衣橱,从一头开始一件件地查看那些外套,把每件外套口袋里的东西掏出来看看,又放回去。他一直重复这个动作，直到他来到一件特别的外套面前，看了口袋里的物件后把这些物件放了回去，然后把那件外套从衣架上取下来并穿在身上。那是他的外套。成人日间照料中心的护理人员本可以很容易把他这种看似不妥的行为解释为阿尔茨海默病导致的完全功能失调的、漫无目的的行为。但是，护理人员让他继续进行下去并看到了结果。R 先生无法从一堆外套中认出自己的那一件，但是他认识外套口袋里属于他的物件，所以这是一种适应性调整，并且是个获得成功的例子。很显然，他想找到自己的外套，并且用了他唯一能用的办法去完成。他的行为本身不是病理性的或毫无意义的。相反，这是一个清楚的目标指引的行动，尽管这不是人们认出自己外套的常见方式，而且我们一般不会在没有得到别人允许的情况下查看别人的物品。

在第 3 章里，我们列举过在跟一个患有阿尔茨海默病的人说话时采取意向性立场的例子。R 先生正急切并激动地跟我说话，尽管他说的每个词都很清楚，但我听不懂他到底在试图说什么。我假定他在试图告诉我一些有意义的事情。我没有仅仅因为我听不懂他在说什么就假定他迷糊了，就像别人在说我听不懂的语言我就假定别人迷糊了一样。我对他深表同情，因为他显然很难过，并极力试图表达一件他认为很重要的事情。所以我把注意力集中在他非常难过这个事实上,就问他:"你是不是很想哭?"果然,他眼睛睁得大大的,用我听到的第一句连贯的话回答道:"你说得太对了,我的确想哭。"通过这种互动方式,我向 R 先生传达了我在听他说话,不仅是在听他说的字词,还在听他表现出的情感性语调,并尝试跟他合作,一起努力去弄明白他试图表达的意思。这转而给他提供了信心,因为我在积极主动地听他说话,并很关心他在说的话,这些让他对我产生了安全感。

(2)在交谈中积极主动地倾听:在采取意向性立场之后,下一步是积极主动地倾听,这其实可以发生在任何的谈话中,只要谈话双方对一个话题感兴趣,并且对清楚地向对方传达自己的想法感兴趣。当我们真正地在乎我们的谈话伙伴时,我们会集中全部的注意力,并且如果我们听不懂他在说什么,我们就会说出来。例如,如果对方在讲述一件痛苦的事情,我们可能会表示同情并说:"天啦,那对你来说一定非常困难吧,特别是在那天。"换句话说,我们不会用单调空洞的腔调说:"嗯,嗯……"通常,我们在不恰当的时候才这样说,就像我们在跟别人打电话时,感觉对方的注意力在他的计算机屏幕上而不是我们的谈话内容上时对方就是这样说的。那是被动的、注意力不集中的、不感兴趣的倾听方式。

另外一种不够积极主动地倾听的反应经常发生在像和 R 先生的对话的情形下,听者完全不知道患者在说什么,也并不去探究患者紧张和痛苦背后的缘由,而是回应说:"好吧,好吧,请平静下来。"或者类似的话语。通过说"好吧",听者表达的是他听懂了患者在说什么,但事实上恰恰相反。所以积极主动地倾听包含对交谈伙伴正在说或试图说的事进行诚实且真诚的回应。在我们不懂得一个患有阿尔茨海默病的人在说什么的时候,我们不应该说"好吧"或"嗯,嗯……"我们应该说:"我不太懂你在说什么。"因为那是真相。更好的方式是非常真诚地说:"我不太懂你在说什么,我需要你的帮助。"

另外一种方式出现在 F 夫人这个病例中,她在语言表达上有非常大的困难,但她曾经是一个非常善于表达的人,参加过很多舞台剧演出,并讲授过表演和其他表演艺术的课程。在弄不懂她在说什么的时候,我会用一种跟她一起努力的方式说:"展示给我看看。"她就会把前面她试图只用词语表达的东西演绎出来。

交谈是人与人之间达成契约关系的一种形式,交谈中的每个人对交流行为中发生的事情都要承担责任,并愿意跟对方合作去达成清楚的交流。当一方有语言困难的时候,另一方仍有责任去阐述清楚说话者尝试说的内容,为此有可能要付出很大的努力。我们可以说积极主动地去倾听有点像侦探一样,试图找到问题的答案,弄清楚对方试图告诉我们什么。另外一种去找到答案的方式是用语言学家所称的间接修复。

(3)在交谈中使用间接修复:让我先解释直接修复来进行比较。直接修复通常发生在老师纠正学生的语法错误或一个单词的发音错误时。在这种情况下,老师修复了学生的表达。间接修复是在听者没有领会说话者的意思时,修复听者对说话者所说内容的理解。听者可以通过几种不同的方式使用间接修复。一种是跟说话者核对以确定听者是否明白说话者说了什么,比如说:"我不确定我弄懂了你在说的,所以我看看我是不是懂了,你是在说……"这时候听者说了他认为的说话者原本的意思。接着说话者就可以说"是的"或"不是"或"接近"。然后听者可以再试试,问说话者原本想表达的意思。下面的例子展示的是我和 M 博士谈话时使用间接修复的情况。她谈到自己接受言语治疗师测验的感受,以及她不再继续进行言语治疗的决定。括号中的数字表明我在使用间接修复:

> M 博士:我有三天……不……三次……在第三天我告诉她(言语治疗师)我得放弃那个项目。它是,她非常想知道为什么,我就说,嗯……嗯……我脑子里有太多的事情,它们不是,拼不到一起之类。不管

怎样,这不是那个能帮到我的事情,嗯……如果……接着她……在我们离开之前,你得告诉我你对这个是什么感觉。(给我展示测验结果)

萨巴特:哦,我很熟悉他们给你做的一些测验。

M博士:嗯,这就是那个时候,大概是三周前,嗯……我在做别的一些事,它没有……它没有给我那种感觉,我应该有另外一件事情要去做。

萨巴特:它并没有给你那种感觉,那种回去做言语治疗会对你有帮助的感觉?(1)

M博士:对,我没有去想那个……嗯……我……它……它并不重要,并且我,你知道的,在这个时候,我发现我确实不喜欢……嗯……谈论那些,那些我的问题。这已经很清楚了,我知道我有什么问题。而且我认为我想要的是,嗯,如果有某件事情是……嗯……一次……嗯……一次和一个人有真的。(手势表达,她把双手竖立放在自己面前,平行且间隔5英寸,右手移向左手,再左手移向右手,来来回回重复几次)

萨巴特:来来回回——一种关系。(2)

M博士：嗯，哈，你知道你可以走出去远离这些。你可以让那么多人愿意，基于这样或那样的原因，去做……嗯……某事……嗯……和我……但我不想要那样。我不想我的生活成为……嗯……不是……嗯……我不想参与这个人能做什么，那个人能做什么。

萨巴特：请允许我倒回去一秒，因为我认为我没听懂你说的，你不想让你的生活成为……(3)

M博士：总是去关注别人看我哪儿有问题。

萨巴特：哦。

M博士：并且怎么样……怎么样……怎么样能够有时候，我们该为这个做点什么呢？否则，我已经……我已经……我已经受够了。

萨巴特：是的……你看看我是不是弄懂你说的了。至少你说的有一件事是，那不是你想要的，你不想让自己身处那种场景下，你一直在被告知你不能做什么。(4)

M博士：是这样的，确实是这样的。

在一次长谈中的这个片段里，我非常努力地和 M 博士一起去尝试修复我对她想告诉我的事情的理解，并且和她一起努力去阐述清楚她为什么不想继续做言语治疗。尽管她有严重的找词困难，但她和我仍进行了一段连贯的对话。我们了解到，她不愿意把自己放在一个总是去关注别人看自己哪儿不对的位置，这合情合理。这是自尊和明确表达愿望的例子，两者都是基特伍德的相对幸福体验指标。在这段谈话中，我们还看到她更愿意跟一个活泼的人建立社会关系，而不是花时间跟医护人员打交道。由此我们可以理解如何使用间接修复来帮助自己理解患有阿尔茨海默病的人的主观感受。

M 博士的同样聪明绝顶的丈夫却很沮丧，因为他不理解妻子为什么不愿意继续去看言语治疗师。要想达到这种层次的理解，不可避免地要用到间接修复，这样才能理解去言语治疗师那儿对 M 博士意味着什么，由此了解她为什么对此愈来愈反感。在这个意义上，她的行为合情合理，没有人喜欢反反复复被告知自己不能做什么，尤其是不能做的事情对自己来说又特别重要的时候。再者，作为一个非常喜欢社交的人，M 博士想跟人们继续保持社会关系，但她的确诊使这种关系的维持变得越来越困难。在这些情形下，她不想让她几乎所有的社会关系都聚焦在测验和评估上，并被反复告知她在多大程度上失

去了她以前拥有的语言能力。还要注意的是,使用间接修复需
要一个人采取积极主动地倾听的态度。

为什么积极主动地倾听和采取意向性立场能帮助患有阿尔茨海默病的人感到安全?

当我们积极主动地倾听,采取意向性立场,并运用间接修复的时候,我们是在向患有阿尔茨海默病的人传达我们非常感兴趣的态度,以及决心跟他们交流以达到理解他们想要说的话的目的。这其实是一种把患者当作一个人来尊重的方式,这个人值得别人花时间和付出努力,仅仅是为了跟他待在一起并从他那儿学到什么。这是极大的爱护和关心的公开表达,就像对待健康的人一样,患者对这种形式的交流里暗含的积极意义非常敏感和欣赏。不要去强调发音错误和句法错误。与恶性的社会心理行为会削弱患有阿尔茨海默病的人的自我价值的感觉不同,这种形式的交流会提升他们的自我价值感,让他们感觉到"这个人很认真地听我说话并理解我"。我们一定要记住,患有阿尔茨海默病的人的心理极其脆弱,要考虑到他们的个人丧失感以及他们经常感受到的随之而来的忧伤、愤怒、沮丧、悲痛和孤独等感觉。

这些情感反映在我和 B 博士的一次交流中。我们在 9 个月的时间里每周会面 2 次,每次交谈 2 小时。有一次,B 博士问道:"到底是什么让你这么坚持不放弃?"他问出这个问题就表明他需要心理保证,即确认他这个人是值得我所表现出的兴趣的人,是值得我在他那儿花时间,值得我们一起付出努力的。B 博士问出这个问题还表明他体会到了安全感,这种安全感足以让他去问问题并听到回答。同时,他的脆弱感也可以在下面这段对话节选中非常清楚地看到:

B 博士:所以,你准备把我扔出去吗?

萨巴特:我不会。一分钟都没有。你开玩笑吧?(我把这个问题理解为,"你准备停止和我一起工作吗?"或是"你准备让我停止在那个项目里的工作吗?")

积极主动地倾听患者

B博士:到底是什么让你这么坚持不放弃?

萨巴特:到底是什么让我这么坚持不放弃? 现在有一个问题了! 你是说为什么我一直来找你,跟你交谈并做这个工作?(请注意此处用到了间接修复)

B博士:嗯,嗯。

萨巴特:我认为你可以让人们了解很多关于阿尔茨海默病的事情,特别是那些你还能做的事情。在我看来,患有这种病的人没有被很好地了解。我想在你的帮助下改变人们的看法。这事关人们的尊严。

B博士:对,我有很多尊严。

萨巴特:你当然有。我还想让人们知道患有阿尔茨海默病的人在很长时间里都能学习新东西并且记住新事物。

B博士:嗯。我想我已经得到了什么。我得到了你一直对我的不离不弃。我对我家人有很深的感情,并且……嗯……我希望你别离我而去。

被别人接受、享受坦诚的交流、被平等地对待对大多数人来说都是共有的需求,实际上,这些需求同样能被患有阿尔茨海默病的人感受到。

这样的需求同样清楚地展现在一项关于互助小组对患有轻中度阿尔茨海默病的人产生的效果和价值的研究中。参与调研的 70 人中几乎有 25％的人指出他们参加小组会议主要是出于陪伴和社交的考虑，超过 20％的人说他们是来学习和帮助自己应对诊断或记忆问题的，其他人则是来跟同样患有阿尔茨海默病的人做伴的。一名小组成员直白地说道："跟一群和我有同样感受和问题的人在一起，当我坦露发生在自己身上的事情时，我不会感到有什么奇怪的了。"这证实了感觉到被别人接受的重要性。他们最喜欢这个互助小组的一点是，互助小组就像一个家庭一样，成员之间像朋友一样有相互陪伴的感觉——一种给他们提供了安全感的感觉。一名成员这样评价互助小组："积极阳光的态度令人振奋，来这儿的原因并不好笑，但每个人都在开心地笑。"有 20％的成员说他们经历过的言语分享和学习是他们最喜欢互助小组的原因。有一名成员这么说："当我们能分享一些事情的时候，我们就可能通过那种方式互相提供帮助。"只有在人们感到安全的场景下，他们才会有这种感觉，才能坦诚地谈论那些对他们来说最重要的事情。在这个互助小组里，人们积极主动地互相倾听，当他们的话语没有完全被大家所理解的时候，大家协同想办法去弄清那些话语的意思。从某种意义上说,互助小组其实反映的是为了一个共同目标聚到一起的一群人之间发生的事。在这种情景下,没有人会感受到哪怕一点点的类似恶性的社会心理的东西,因此他们感到安全,并非常享受由此发展起来的人际关系。当一名成员无法回想起某件事或念错了一个词的时候,没有人会做出刻薄的评判,所以小组成员共同感受到了一种安宁感,而这是安全环境的另外一个重要方面。

(4)展现非焦虑状态:患有阿尔茨海默病的人经常发现自己处于心烦意乱、恼火甚至恐惧的状态下。例如,贝亚说到的一些让她烦心的事:

> 还有钱!钱变得很可怕。完全不想碰钱了,因为我认不清。

> 我不喜欢做错事。我对自己很恼火,我哭起来比笑起来容易多了。我真希望心情能不像有些时候那么糟糕。我想要完美。但我从来都不是,也永远不会是。这个病让人感到如此无助。我已经失去了我有能力做事情时那种自我满足的感觉,我讨厌这样。但我会撑过去的。

> 我能够勉强自己进食。但是我分辨不清食物。

我看得见，但我分辨不出那是什么。所以吃东西是一件很麻烦的事情。

当患有阿尔茨海默病的人在每天的大部分时间里都有这种感受的时候，他们最不需要的是其他人在他们面前喋喋不休地埋怨他们正在做的事或者没做成的事。就像大多数健康的人一样，面前的人表现得从容不迫会对患者有镇定的作用，能让患者比在其他情况下做得更好一些。所以展现非焦虑状态是可以帮助患者感到安全的，因为被诊断出患有阿尔茨海默病并不意味着这个人对其他人在说话或做事时表现出的情绪状态不敏感。

但是，有些时候患者面临的环境可能会更麻烦。下面的例子就非常好地体现了这种情形下展现非焦虑状态的价值。当时，我的临床神经心理学高级研讨课的三名学生——阿尼拉·德梅洛（Anila D'Mello）、莉娜·哈米斯（Lina Jamis）和杰茜·施瓦布（Jessie Schwab）——正在乘坐华盛顿哥伦比亚特区地铁。她们正在前往成人日间照料中心的路上，计划去完成那个学期最后3个小时的探访。那天发生的事情被完美地记录在阿尼拉当天的课程日志里。阿尼拉除了精通心理学之外，也精通生物学和化学；莉娜是一名高年级医学预科生，并且在做急诊医疗志愿者;杰茜主修心理学并准备读研深造。在这篇日志中,我们发现这三名学生在通过课程学习了脑损伤的影响,并与成人日间照料中心的人交流学习更多实例之后,当她们在地铁里碰到一位患有阿尔茨海默病的女士时,她们向她提供了帮助,并且在此期间始终展现非焦虑状态:

我们今天去成人日间照料中心的计划泡汤了,但是,我们的经历却是与之密切相关的、感人的、难以忘怀的。当我们乘坐的地铁停靠在离目的地只有几站的一个站台时,杰茜、莉娜和我都注意到一位带着助行器的老太太,她走近一位睡着的女士并使劲把那位女士摇醒。"我不知道我在哪儿。"老太太茫然地说,一脸迷茫地看着周围。她的困惑似乎不只是不知道地铁到哪一站了,于是我们三个人从座位上起身跟她交谈。"我不知道我在哪儿,我不知道我要去哪儿。"老太太又跟我们说了一遍。莉娜马上有了一个主意。"您想看看地图吗? 也许有些地名会唤起您的记忆。"老太太看起来很疲倦,注意力不集中,并因为不能识别周边环境而感到不安。莉娜注意到她助行器上的行李箱,就又试探道:"看起来您是在旅行?"我们安抚她坐下来,跟她讨论以试图帮她想起来她本该去哪里。那位原本睡着的女士不为所动，并且似乎漠不关心地"啧"了几遍，并摇着头说："那是阿尔茨海默病，她有阿尔茨海默病，先是短期记忆，接着是长期记忆。"我立刻被激怒了。这毫无帮助并且事实上是有害的，那位女士只是让老太太更痛苦。我问老太太的名字，"安妮（Anne）。"她回答道。我们跟她说我们肯定不会扔下她不管，只要她需要，我们会一直留在她身边。与此同时，安妮反复用手拍她的额头。"有什么不对劲，"她说，"这不对。"她有一点德国口音，她的表述似乎在暗示这种"失忆"对她来说很不寻常。再者，这种对她无法回想起某些细节的负面反应，让我确信安妮那儿有我们把她送到目的地所需的所有信息，现在的问题只是如何获取这些信息而已。她翻找了她的钱包，一遍遍查看里面的口袋和便笺纸，突然停顿下来往上看，开始说道："一列火车。我本应该在一列火车上。"凭借记忆里的这个信息，安妮又探入钱包并取出一张写有信息的黄色便笺纸。知道她的目的似乎能够让她找到她需要的东西。我们查看了便笺纸：

南卡罗来纳州

上午 9:55

佛罗伦萨

　　显然，安妮原本应该已经坐在一列开往南卡罗来纳州的火车上，但她错过了（现在已经 10 点了）。"联合车站，"我们喊出来，"那是您本该去的地方吗?"安妮点了点头，就这样，我们有了目的地。那位在角落里睡着的女士突然插话，并引起了一些争辩。那位女士说:"让她待在地铁上，等到了终点站，车会掉头去联合车站。她糊涂了。她患有阿尔茨海默病。"那位女士似乎被我的行为和反驳她对安妮的精神状态的评论所激怒。"你根本就不知道该怎么应对患有阿尔茨海默病的人。"她对我说道。我打断她说:"事实上，我们在应对患有阿尔茨海默病的人这方面都是有专业证书的。"我反驳她之后（本不该撒谎的），又将注意力转移到安妮那儿。在安妮翻找钱包时，我注意到几样东西。其一是一个黑色的小盒子，很像我经常看到的糖尿病患者带在身边的东西。其二是一个很薄的电话本。我跳起来说:"我能看一下那个电话本吗，安妮?"她心甘情愿地把它给了我们。尽管这会费一点时间，但在看她的东西和碰她的东西之前征得她的同意似乎是正确的行事方式，这样能避免给她带来更多的痛苦或困惑。我翻看着电话本的同时，莉娜在一边通过问一些是与否的问题来了解关于安妮的家庭和去南卡罗来纳州的目的的信息。这些信息足够让我们找到几个名字和电话号码。我特别注意到一个归属地为弗吉尼亚州亚历山德里亚市的电话号码。"谁是詹姆斯（James），安妮？我们可以给他打电话吗？"我问道。她立刻睁大眼睛，把电话本从我手里夺回并放回钱包里。幸运的是，莉娜在匆忙间已经记下了安妮在南卡罗来纳州的儿子的电话号码。当地铁驶向联合车站时，我们试了几次，想跟她儿子通上电话。"他不会接电话的。他不能接。"她一遍又一遍地说，但没法解释为什么会这样。她的手开始抖起来，她从钱包里拿出那个糖尿病小盒子，试图打开它来测量她自己的血糖。遗憾的是，她的手抖得失控了，她没法采血，因而无法得到显示器上的读数。这是全天唯一一次我决定在未经她允许的情况下采取的行动。经过几次不成功的尝试之后，我把采血工具从她手里拿过来，同时莉娜把她的手扶稳并准备显示器。我刺了一下她的手指头，当血滴进显示器，我看到屏幕上闪烁的值的时候，终于如释重负。这个值有点低。还有一次，我略有越界，我一边问安妮有没有食物，一边在她助行器上的购物袋里翻找起来。她默许了我的行为，我找到了橙汁、糖果，以及其他一些我知道能有效提升她血糖水平的零食（根据以前应对糖尿病患者的经验）。当食用了一些饮料和零食后，她似乎镇静下来。她的手不再抖了，气色也好转了，开始有劲回答我们的问题了。她解释说詹姆斯是她前夫，她儿子在军队服役。我很感谢我从这门课里学到的预备知识，让我没有草率地给詹姆斯打电话而是听安妮说话。

很快，我们到达了联合车站。匆忙中，我看到了糖袋上的黄色"M"标志，这让我不由得问她是不是喜欢麦当劳。她点了点头："那是我喜欢的。"事情开始清晰了。我们相对镇定的状态起到了作用，安妮放松下来，能够配合我们去帮她了。我们跟她儿媳联系上了，她的儿媳告诉我们如何去改签火车票等。从那儿开始，事情进展就比较顺利了。我们给她订了晚上7点的火车票，她只需要在那儿等就行了。

我今天非常疲惫。我有些着急，有时还有点草率。不管怎样，我很幸运身边有才华出众的朋友帮助我镇定下来（莉娜在某个时刻给我发了"非焦虑状态"

的短信）。我们从课程里学到的知识，从以前跟朋友
们的交流中学到的知识，以及从其他经历中学到的知
识，这些让我们能够有效地处理突发的问题，包括情
感问题和医学问题。特别是，安妮给了我很深的印
象。她让我想起我们有知识、有能力去互相帮助。这
需要有人去追问、愿意帮助才能实现……但最终，是
安妮告诉了我们所有需要知道的事情，是安妮帮助了
我们。我想不出能有一个比这更好的结束课程的方
式。或者说，这个学期的结束方式。就个人而言，安
妮提醒了我即使在最困惑的时候，也要坚信一切都会
好起来的（作为一个即将毕业的高年级学生，我常常
会忘了事情会以它原来的方式发展）。她提醒了我在
最艰难的时刻要对人和人性保有信念。

因为保持了镇定并展现了非焦虑状态，这三名学生才得以
帮助安妮感到安全并保持镇定。这个实例中有两个关键点，学
生们对安妮采取了意向性立场，并且基本上就是在扮演侦探的
角色，把安妮要去哪儿的信息拼到一起。结果是，安妮的儿媳
在那天晚些时候给学生们打来电话说安妮已经平安到达，并万
分感谢她们如此善良、乐于助人。当人们感到孤独、焦虑和脆
弱的时候，其他人保持镇定安心的状态对帮助他们感到安全有

很大的价值。感到安全会让他们比陷入极度焦虑时思路更清晰。家人可以提供这种令人平静安心的抚慰,好朋友也可以用不同的方式很好地做到这一点。

至此,我们已经清楚地知道患有阿尔茨海默病的人经常处于与社会隔离的状态。我们也知道健康的人跟他们待在一起时可能会感到非常不舒服,即使他们之间是朋友,因为他们的诸多属性和个性的变化已经让人几乎不忍直视。因此,下面要讨论的是那些熟识患有阿尔茨海默病的人经常问的一个问题。

我怎样去跟患有阿尔茨海默病的人做朋友?

要回答这个非常重要的问题,首先是鼓励人们运用那些帮助患者感到安全的技巧,并在与他们的交流中不流露出一丝一毫的恶性的社会心理迹象。要再进一步回答这个问题的话,其实可以先合情合理地问这个问题:"一个人怎样跟任意一个人做朋友?"毕竟,阿尔茨海默病患者的疾病不是与生俱来的,他们几十年来都有朋友并且一直也是别人的朋友。所以我们来探究一下作为朋友意味着什么,但也请注意实际上不存在一个被所有人都认可的关于"朋友"的定义。

下面是一份粗略的绝非完整的关于"朋友"含义的清单:

（1）朋友会在困难时给予安抚、理解和其他帮助。

（2）朋友享受在一起的时光——散步、听音乐、讨论共同的兴趣、讨论彼此关心的事情、讲故事、说笑话、开怀大笑、看电影等，并且以彼此之乐为乐。

（3）朋友支持彼此的优良品质，鼓励对方把这些表现出来，并由衷地欣赏对方的方方面面。

（4）当朋友需要表达顾虑、焦急等情绪时，对方会展现出非焦虑状态。有些时候，朋友只需要做到仔细倾听并表示同情即可，尽量地让对方多说话——就像 B 博士所说的"倾诉"。

（5）朋友在面对面跟对方说话时有眼神交流。

（6）朋友会理解或试图理解对方的观点或感受，他们发自内心地认可对方的观点。

（7）朋友共享欢乐，展现和感受彼此的忠诚，信任对方，一起笑、一起哭、一起吃。

（8）朋友会意识到他们不可能总是让对方一切顺心，但会试着帮助对方渡过难关。

（9）当朋友伤害到对方时，他们会真诚地道歉。

朋友间的友谊除了上述的这几个方面外，还有一些特别的方式能让一个人成为患有阿尔茨海默病的人的朋友：

（1）了解和认可患者的能力，同时也了解他们的局限性，并想办法帮助他们解决问题。

（2）记住第 1 章里讨论过的能力模型。

（3）要认识到患者最根本的价值还没有改变，并帮助他们保留这些价值。

（4）把患者当成一个完整的个体对待，而不仅仅是靠一次诊断来定义患者；也就是说，患者不仅仅是"阿尔茨海默病患者"，也不应该这么称呼他。

（5）拒绝大众媒体对痴呆尤其是阿尔茨海默病进行曲解的、负面的和污名化的报道。

（6）患者并没有"丧失记忆"，而且还能形成新的记忆。如果患者回想不起刚才问过的问题，没必要对这样的情况大做文章，就把那个问题当成第一次提出的问题去对待。这是展现非焦虑状态的最佳时机。或者在你多次回答了同一个问题之后，你还可以采用让对方"猜一下"的方式。

（7）创造一些美好时刻，至少要试着去这么做。患者仍然能形成新的记忆，因为即使外显记忆系统失调，特别是与有意识地去回想近期事件相关的功能失调，大脑中的内隐记忆系统仍可能是健康的。创造美好时刻不仅对患者是有帮助的，对健康的人也是一样。毕竟，生活就是由很多很多的时刻组成的。

（8）懂得患者是需要被认可的。诊断结果对患者意味着什么？如有可能，请尽量找到这个问题的答案。

(9)让患者知道你仍在他身边,并会一直在,表明你想做他的朋友,并强调这是真的。

友谊对于患有阿尔茨海默病的人来说重要吗?

当然重要。

哈里斯于 2012 年调查了 8 位被诊断出患有早期痴呆的人生活中有关友谊的问题(这其中有 7 位被诊断出患有阿尔茨海默病)。很显然,友谊对他们都很重要。一位女士谈道:"我的生活依赖于我的朋友们。我喜欢跟大家在一起,独自一个人待着的感觉很不好。"另外一位则说:"如果我跟一个朋友出去玩,或是某个朋友给我打来电话,我就不抑郁了。"显然,有一些好的非药物方式可以消除抑郁。哈里斯还询问了他们,在和朋友的关系中哪些因素是重要的。她从患者那儿得到的回答包括:"和朋友在一起关键是要感觉舒服,他们知道我需要什么,待我像正常人一样""我的朋友们不会让我失望,别的很多人认为我疯了""我会犯很多错误,我的朋友会告诉我,这没关系,但是我的……但是我的朋友们不会告诉我该做什么"。

作为患者和作为健康的人的区别之一是,患者是受照料的一方,而健康的人既可以是照料者也可以是被照料者。健康的人很珍惜帮助他人的机会,很多被诊断出患有阿尔茨海默病的人其实也是如此。例如,在哈里斯的研究中,一位女士很清楚地表述道:

> 我是一个丧偶互助小组的成员,已经参加这个互助小组好几年了。我在那儿结交了一个朋友。在小组聚会之后,我们会坐下来交谈。我喜欢帮助别人,而且我是很好的倾听者。我们已经发展成很好的朋友了,他也知道我的情况。

同样,一个被诊断出患有阿尔茨海默病的前研究人员指出,在一位前同事的帮助下,她得以去做一个关于患有阿尔茨海默病的人在生活中有什么样的感受的科研项目。她谈到与前同事的合作时说道:

朋友对患者来说很重要

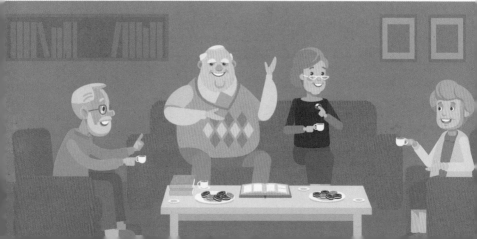

回到我的生活中帮助我开始新的职业,把碎鸡蛋变成炒鸡蛋。我们的友谊拓展到了合作。我从来没有想象过我的最后一个科研项目是研究自己所患的疾病。

被诊断出患有阿尔茨海默病的人能够结交新朋友吗?

一个人去珍惜和维护跟老朋友们的关系是一回事,患有阿尔茨海默病的人一旦确诊后再去结交新朋友就完全是另外一回事了。鉴于被诊断出患有阿尔茨海默病的人有外显记忆系统功能失调,特别是回想那些跟相关的功能失调有关的事情时更为明显,难道这种状态下的人还有可能结交新朋友吗? 毕竟,如果一个人健忘,不记得先前已经见过某个人,他怎么还有可能去结交新朋友呢? 在我们称呼一个人为"朋友"之前,通常需要跟那个人有好几次双方都满意的交流,并且需要对那个新出现的人形成记忆以便用对待熟人而不是陌生人的方式去对待他。

有大量的专业文献揭示了被诊断出患有阿尔茨海默病的人结交新朋友和享受温暖的、相互关爱关系的能力。在一项研究中,患有中度阿尔茨海默病并加入成人日间照料中心的人跟他们在成人日间照料中心第一次遇见的人形成了一些双方都渴望的、独立发起的、互助性的社会关系。E 夫人对 M 夫人的境况表现出了感同身受、耐心和理解,并在可能令她尴尬的情景下帮她保住了面子。这两位女士感受到了她们共享的温暖,她们选择相互陪伴。M 夫人邀请 E 夫人跟她一起参加一个祈祷会,E 夫人说自己不信教,所以不太想参加。M 夫人就自己去了。几分钟之后,在 M 夫人选定一个座位并坐下来以后,E 夫人走进那个正在进行祈祷会的房间,尽管当时房间里有很多空座位,但 E 夫人仍选择坐在 M 夫人身边的空座上。尽管两位女士对信仰有不同的态度,但与 M 夫人相伴在一起对 E 夫人来说很重要。

前面讨论过的成人日间照料中心的参与者人数每天在 20 到 30 人之间变化。有些人相互吸引,似乎总是在某个午餐桌边或者小组活动时坐在一起。E 夫人、D 夫人、M 夫人和 F 先生总是在"他们的桌子"边坐在一起。E 夫人说她很喜欢 F 先生跟她们三位夫人坐在一起。F 先生那时正在看杂志,但他听到了 E 夫人所说的,就看着 E 夫人,E 夫人接着说她 19 岁的时候嫁给了一名军人的往事。F 先生听到这儿就喊出来:"这样值得吗?"那个小组哄然大笑起来。温暖的人与人之间的关系通常体现在善意的逗趣上,这只有在相关的几个人感到彼此很亲近时才会发生。坐在桌边的这几位在来成人日间照料中心前彼此都不认识,他们都被诊断出患有中度阿尔茨海默病。因此,尽管他们的记忆问题严重到符合阿尔茨海默病的诊断标准,但他们仍然能够对别人形成新的持久的记忆,由此得以在他们之间发展出一种温暖友好的关系并能长期保持。

能够结交新的朋友,小组里的每个人都需要拥有能参与"社会认知"的健康的大脑系统。"社会认知"是指,"让我们弄懂我们的社会世界,并拥有跟别人进行有效的交流的认知能力。社会刺激源包括自己、他人和社会场景,这些是与个人相关的并且易变的。"具体来说,社会认知包括对人脸、面部表情、声音以及姿势的识别,对他人的个性和动机做出判断,预测他人可能的行为,以及规划自己和他人的交流。再者,社会认知要求用到完好的感觉和知觉功能、执行功能、在各种场合的语言和交流技巧,以及情感表达等。参与社会认知的其他认知能力包括集中注意力,察觉语调并区分逗趣类话语和侮辱性话语,感知面部表情,幽默,工作(短期)记忆,以及长期记忆等。因此,即使记忆功能失调严重到足以被诊断出患有阿尔茨海默病,这也仍然不能阻挡人们试着去跟原本陌生的人交朋友,并且看重这些新朋友在他们生活中给予的关爱、相互的认可,以及显而易见的温暖。

这种感受清楚地体现在一些患者的话语里,他们仍住在家里,但参加了一个在英国的被称作"一生的朋友"的互助小组。该小组的一位成员谈道:"我总是盼着来到他们中间(参加小组会面),并且我们可以敞开心扉,或者换一个话题,不会感到难堪……对自己说的事不感到难堪,因为我们身处在朋友当中。"成员们之所以享受彼此的陪伴,其中很重要的一点是他们可以谈论阿尔茨海默病话题,以及讨论这对他们来说意味着什么,就像两位成员所说的:"像我妈说的那样,阿尔茨海默病不应该被扫到地毯下面,你应该听到过这种说法吧?"另外一位回应道:"在这儿阿尔茨海默病不会被掩盖,它是公开的,它可以是任何事情,别被它吓着了。"分享彼此的感受,享受在一起的信任感和安全感,很显然,对确诊的患者而言,这跟他们确诊之前的几十年的成年生活是同等重要的,这对各年龄段的人都很重要。这是基特伍德提出的相对幸福体验指标之一。很显然,参加"一生的朋友"互助小组的人们相互建立了紧密的社会关系,相互同情,相互支持。那么,住在护理院或长期照料住所的患者相互之间的关系又是怎么样的呢?

生活在护理院的患者能跟其他患者建立彼此关爱的关系吗？长期住在护理院存在哪些挑战？

了解住在护理院的患者之间发展起来的关系的类型是很重要的,特别是考虑到这些患者生活的社会环境。例如,跟他们几十年来的成年生活相比,他们现在处处受限,他们不再可以随心所欲地自由来去,可能被限制在一个安全区域中生活,比如在一个大建筑里的特定的"痴呆照料单元"里,还可能更进一步受限于不能单独走动,对自己的时间也没有任何控制权。毫不夸张地说,这是一个让人感到陌生的社会世界,而且机构性质的照料环境通常让患者在很大一部分时间里在社交上都是被孤立的。考虑到存在的各种各样的限制,当已确诊的患者跟住在护理院外面的家人和朋友的接触越来越少时,他们会更加焦虑,这就似乎毫不奇怪了。同样,库特纳(Kutner)等人于2000年发现,在59位住在痴呆照料单元的患者中,友谊和焦虑行为之间存在关联。

在这里,我们可以用一个简短的思考实验帮助我们理解上述关联。想象你自己住在这样一个环境里,并且有外显记忆系统功能障碍,也就是说,你回想不起来你为什么会在你所在的地方,回想不起来你在那儿住了多久,也回想不起来距离上次见到你的朋友和亲人有多久了,并且你感觉距离上次见到你爱的并同样爱你的人已过去很久了,恍如隔世一般。你被告知早上什么时间起床,什么时间洗澡,什么时间吃饭,在饭厅的什么地方就座,什么时间睡觉,什么时间吃药,甚至连药的名字和为什么吃这个药都回想不起来。你不能更换墙上那台电视机的频道,也不能关掉它,连调整音量都不行。也许你没有任何自己感兴趣的事情可以做,也没有任何地方可以去,只能在走廊里来回踱步或回到房间里待着。也许你感到孤独、害怕,但你又不能因为你不喜欢你所在的地方而离开,尽管你对那儿没有一丝一毫的留恋。也许"焦虑"就是护理院员工用来描述你的行为的词语,因为你根本就不能平静下来,而是将"焦虑"展现得清清楚楚。在这种环境下,内心缺乏平静会很奇怪吗? 也许这正是一个人本应该有的感受,而且这正好能解释为什么在你的亲人和朋友的探访频率加大时,你的"焦虑"水平就会下降。

既然朋友和亲人的探访对于长期住在护理院的患者很重要,那么这就意味着他们能够珍视亲人在他们生活中的存在,他们能够去感受和享受被关心、被爱护以及关心和爱护他人的感觉。请想象这种情感状态:你渴望爱和被爱,但眼前又没有这类合适的情感"目标",并且你始终知道这些"目标"在别的地方。无论这些"目标"在哪儿,难道你不想跟他们在一起,而是宁愿生活在那个安全的痴呆照料单元里吗?

如果我们懂得了患者正处于上面刚讨论过的情感状态,我们就能明白"焦虑"只是护理院员工的视角,而且我们必须承认那些"焦虑"的人是有能力去表达和接受善意的,会欣赏和渴望那些情感,能理解别人的苦恼并加以安抚。这些患者也许因为脑损伤而在语言表达上有些困难,包括找词困难和用正确的句法说话的困难等,但他们也许仍能够表达很多对人类来说很重要的东西。

在康托斯(Kontos)的一系列研究中,研究者发现患有中重度阿尔茨海默病并长期住在护理院的人在日常社会环境中能通过行动和言语展现同情与社交礼仪。一位患者通过轻抚的方式清楚地对另外一位表现得很焦虑的患者做出了回应,表示了同情,并且在凝视和倾听一位表现得很难过的患者时表现出非焦虑状态。康托斯 2012 年的研究记录中提供了这样一个鲜活的例子:

> 伯莎(Bertha)非常焦虑。她走进起居室并坐在正在睡觉的埃塞尔(Ethel)旁边。伯莎的哭声吵醒了埃塞尔。埃塞尔看了伯莎一会儿,想引起正在照料另外一位患者的私人护理人员的注意。埃塞尔指着伯

莎颤抖的腿说:"噢,看看她的腿,抖成这样,她病了。"埃塞尔停顿下来听伯莎在说什么,然后带着痛苦的表情对私人护理人员说:"她在哭,在喊着'噢,妈妈'。"私人护理人员告诉埃塞尔不用担心,伯莎会平静下来的。埃塞尔问:"她很痛吗?"私人护理人员向她保证不是的。埃塞尔又含着眼泪问:"她是不是饿了呢?"私人护理人员告诉她,也许伯莎有点害怕。埃塞尔马上把手放在伯莎的膝盖上,并且向她靠近,看着她的脸。伯莎的哭声渐渐减弱,变成轻声啜泣。埃塞尔在当天下午的大部分时间里都跟她坐在一起,最后就算睡着了,手也仍放在伯莎的膝盖上。最后,伯莎自己也睡着了。

尽管长期住在护理院并被诊断出患有中重度阿尔茨海默病,埃塞尔仍能识别和懂得饥饿与疼痛的感觉,会同情伯莎,表现了温和的非焦虑状态,会通过轻抚的方式安慰伯莎,帮助伯莎感受到平静和放松。同情和关心他人是被高度尊重的优良品德,因为这是最基本的礼貌和友善。患有阿尔茨海默病的埃塞尔能够做出这样的反应就向我们传达了阿尔茨海默病到底意味着什么的信息。显然,不论埃塞尔在外显记忆、计算、运动协调、规划以及语言能力等方面有多少种功能障碍,她仍然能够以某种方式来体现那些人类极为看重的品质。换句话说,阿尔茨海默病并没有带走埃塞尔对他人表示同情、友善、关心和表现风度的能力。再者,如果她能够感受到他人由于害怕、痛苦和饥饿产生的不适,她同样能在自己身上感受到这些,也会因为他人的不友善而受到伤害。同样,埃塞尔也会从他人的友善、爱护和关注中受益良多。最后,显然伯莎能够在不借助药物干预的情况下平静下来,这只是借助了她身边的埃塞尔的善解人意的关爱方式。

仅仅是另外一个人的关注本身就有很大价值,它可以把某个当下时刻变成一个很特别的时刻。康托斯在 2012 年的记录如下:

> 伯莎和安娜在休息室里面对面坐着。突然间,她们的目光相遇,安娜微微一笑。安娜的微笑感染到了伯莎,伯莎也笑了并活跃起来了。伯莎那一向毫无表情的脸上突然出现了微笑。伯莎的微笑似乎又重新点燃了安娜渐渐淡下去的微笑。就这样,一波波的微笑接踵而至。

无须说出一个字,那两位女士便交换了温暖,这就是普林格尔(Pringle)于 2003 年发表的一篇文章里所描述的提升当下状态的品质的行为。有趣的是,普林格尔在这篇文章里是在谈论医护人员,比如护士,如何努力去提升当下状态的品质。但在这个例子中,是两位被诊断出患有阿尔茨海默病并长期住在护理院的女士自己完成了这一重要行为。

最后一个例子还是来自康托斯 2012 年的研究,这个例子特别有意义,我将在详细讲述人与人之间的交流本身的意义之后讨论其方方面面的原因。

埃德娜(Edna)处于非常焦虑的状态。她穿行过门厅并大声喊着她儿子厄尼(Ernie)的名字。当她从起居室走过的时候,她看见弗洛伦斯(Florence)睡在沙发上。她马上坐到弗洛伦斯身边,并把手放在她的

患者能理解他人并表达善意

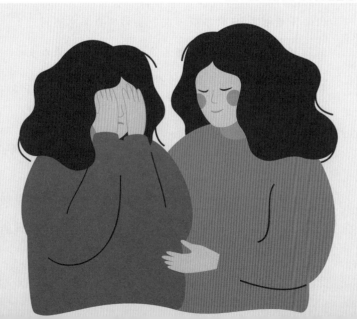

前臂上。弗洛伦斯轻微晃动了一下并睁开眼睛。埃
德娜于是快速地对她说："我想知道我什么时候回家。
我在这儿谁也不认识。"弗洛伦斯就把另外一只手放
在埃德娜手上(埃德娜的那只手仍放在弗洛伦斯的前
臂上),并用令人安心的语调回答道："你认识我。"埃
德娜仍很焦虑,说道："我完全不知道怎么办。"继而绝
望地伸出双手。弗洛伦斯仍然很淡定地回答道："我
也有过这种感受。"同时,她轻轻抖动手腕快速向下推
了一下双手,似乎在说:"不用担心。"

在这个互动中,埃德娜显然很难过、害怕,明显感到迷茫并
极其脆弱。弗洛伦斯懂得埃德娜当时的感受,就首先用非焦虑
状态提醒埃德娜,她并不是一个人都不认识,因为她认识弗洛
伦斯("你认识我")。当埃德娜说感到不知所措时,弗洛伦斯表
达了同情,并试图告诉她那种感觉会过去的,没有什么可担心
的。弗洛伦斯给埃德娜提供了一个安全的空间,表现出淡定、
关爱、感同身受,并做了一个真正的朋友或至少是一个有爱心
的人该做的事,尽管她被诊断出患有中重度阿尔茨海默病。要
让弗洛伦斯做出这样的反应,她不仅要能够懂得埃德娜说的词
语,还要懂得埃德娜说话的情绪状态和意思。另外,她还需要
拥有记忆功能以让她知道埃德娜认识她,她也认识埃德娜。如

果弗洛伦斯有所谓的"记忆丧失",那这些都是不可能发生的。还有非常吸引人的是,弗洛伦斯可能无法正确说出当天是星期几、哪一月、哪一年、哪一个季节,诸如此类,但这些都无关紧要,她仍能用积极的、关爱的、感同身受的方式去行动。她仍然知道如何让埃德娜在那个特定状态下好转。

如果弗洛伦斯能够去帮助另一个人减轻痛苦,那我们完全有理由相信她会希望在自己感受到痛苦时能被同样地对待。再者,我们看到安娜、伯莎和埃塞尔生动地展示了这样的实例,即被诊断出患有阿尔茨海默病并长期住在护理院的人,并不意味着他被剥夺了关心他人健康的能力,识别和理解他人情感的能力,当他人难过时安慰他人的能力。换句话说,确诊并不意味着这个人是"精神错乱"的,也不应该以这种眼光去谈论、看待这个人。事实上,共情的感觉和表现被认为是跟"关爱想象"密切相关的。要想和另外一个人感同身受,这个人必须能够想象如果自己在他人那个位置会有何感受。如果一个人无法思考,那他就完全不可能去想象任何事情了。事实上,也许值得考虑一下,医护人员对"认知"或思考的定义需要认真修正。我之所以这么说,是因为认知一般是用神经心理测验来"测量"的,但这些测验并没有考查人们在日常社会生活中所使用和展示的全部能力。尽管这些测验有它们合理的用途,但它们真的可能是武断的和有局限性的。也许它们可以作为评估药物疗效的客观指标，但这并不意味着它们能完整真实地告诉我们一个人在日常社会生活中思考、感受和反应的能力。因此，测验中评测出了认知功能障碍，并不一定意味着在自然的人与人之间的交流中共情和想象能力也完全出现功能障碍了。

所有这些事情反而意味着中重度阿尔茨海默病诊断结果并不一定代表长期住在护理院的人丧失了很多能力，包括同情他人、关爱他人、受益于被他人关爱和感同身受、需要他人，以及在他人支持性的关爱面前振作起来的能力。

每个被诊断出患有阿尔茨海默病并长期住在护理院的人都是这样的吗？

我们不可能说安娜、伯莎和埃塞尔代表了所有的有同样病情和生活安排的人。有关长期住在护理院的人的研究仍是远远不够的，这要求研究人员愿意而且能够花大量时间去观察和了解患有阿尔茨海默病的人。研究人员必须能够成为那个居住社区的一分子，并亲自观察这些人的日常生活，而不是仅仅获取某几天交流的"快照"。

其实我们可以问一个相关的问题,是不是所有的没有患阿尔茨海默病并且不是长期住在护理院的人都像那几位患有阿尔茨海默病的女士那样,对他人表现出敏感、共情和关爱?似乎可以很肯定地说,人们不会对他人表现出同样程度的敏感、共情和关爱,所以为什么我们指望确诊的每个人都拥有这些品质呢?即使是理论上也不能指望如此。也许更重要的一个问题是,一个患有中重度阿尔茨海默病,并且不能再独立生活或不能在家里被家人照料的人,仍能拥有对他人表现出敏感、共情和关爱的能力吗?这个问题的答案是:"是的。"

退一步说,尽管这个答案不适用于每个人,但似乎只有假定被诊断出患有阿尔茨海默病的人都是这样的才是公平的,应该假定他们在某种程度上都拥有这种能力,而不是假定他们没有。假定他们在某种程度上拥有这种能力是基于诸如此处讨论观察的结果。相反,如果是基于负面刻板印象和他们在标准神经心理测验中的表现,假定他们没有这种能力,这就像前面讨论过的那样,那些测验跟我们所讨论的上述能力关系不大,因为在日常社会生活中的表现已经证明他们也是具备这些能力的,我们真正需要的是能够观察他们在人际交流中展现这些品质的机会。

为什么我们不能仅仅采访护理院的员工，只听取他们对于患者的看法？

尽管原则上是可以这么做的，但护理院的员工对患者之间友谊的觉察能力并没有得到独立研究人员德梅代罗斯（de Medeiros）等人的肯定，这些独立研究人员在一所护理院里待了 6 个月进行观察研究。例如，尽管护理院的员工认为坐在一个他们所称的"男人桌"前的四位男士是朋友关系，并且说交谈是他们友谊的基础，但对这些男士的直接观察发现这几个人之间很少有言语上和非言语上的交流。相比之下，另一位没坐在"男人桌"的男士卡尔（Karl）和露西（Lucy）女士有多次交谈，而且在单独采访中都把对方称作朋友，但护理院的员工却不认为这两位是朋友。

当然，此处的一个重要因素是独立研究人员能够观察并采访患者，但护理院的员工因为有太多职责，需要处理与患者有关的各种各样的事务，因此他们很少有时间去仔细观察患者，更别说去采访患者了。因此，仅仅依据护理院员工的陈述去了解患者之间存在的各种关系是值得怀疑的。真正需要的是对那些关系进行深度的、详细的定性理解。这些理解大部分是在相对简短但有意义的日常接触中被揭示的,就像这儿描述的康托斯的研究和德梅代罗斯等人的研究揭示的那样。

我认为被诊断出患有阿尔茨海默病的人显然保留有很多心理、情感和认知方面的能力。为了让他们更好地生活,他们的这些能力应该被健康的人注意到,并能被欣赏、尊重和鼓励。不论是他们的家庭照料伙伴还是专业护理人员都应该重视这一点。当患者能够发挥出最大潜能时,他们的照料伙伴同样也能这样做,这会让每个人都受益。这个过程牵涉到的重要方面包括患者自己和他们的照料伙伴的适应能力,以及每个相关者的自我意识的强化。这些都是第5章要讲述的关键要素。

5　心理韧性、自我意识和创造性

凯特·斯沃弗(Kate Swaffer)是国际痴呆(失智症)患者联盟的共同创始人和联合主席、澳大利亚阿尔茨海默病协会痴呆顾问委员会主席,她通过在世界各地演讲而让人们了解什么是痴呆,以及如何为被诊断出患有痴呆的人提供不带有歧视的照料。2015年,她是澳大利亚年度人物的候选人之一,并获得了年度痴呆领袖奖。除了上述这些引人注目的荣誉,更让她非同寻常的是,她在2008年被诊断出患有早发性痴呆,并在2009年再次确诊。2009年的时候她只有49岁。她那本扣人心弦的书《真见鬼,我的脑子怎么了?》在2016年出版发行。在她的众多文章中,她写过这样一句话:"痴呆是我所知道的只能放弃治疗的疾病,并且是不治之症,患者被告知回家并放弃确诊之前的生活,而不是'为他们的生命而战'。"凯特是一个极其富有仁爱之心的人,她学会了并继续学习着如何与痴呆共处。这个评价也同样适用于克里斯蒂娜·布赖登(Christine Bryden),她在1995年46岁时被诊断出患有痴呆,当时她是抚养着三个孩子的单身母亲。从那时起,她写了三本书并且一直"与痴呆共舞"(她著有《与痴呆共舞》一书),同时致力于挑战人们关于痴呆患者的负面刻板印象,协助患者创造支持性环境。在她确诊以后,除了写书和参加会议发表演讲之外,她还遇见了保罗·布赖登(Paul Bryden)并跟他结了婚。克里斯蒂娜在他们发展恋爱关系的早期就告知了保罗有关她的诊断结果。当她说出实情时,保罗尽管表现出可以理解的害怕,但还是马上用类似这样的话做了回应:"我们可以一起面对。"谈及凯特和克里斯蒂娜的诊断结果和自那以后她们是如何直面人生的境况,我们可能会说她们都是极其有心理韧性的人。接着就要引出以下问题——什么是心理韧性？一个人如何变得具有心理韧性？

什么是心理韧性？　一个人如何变得具有心理韧性？

尽管我们可以想到某个人是具有心理韧性的,但还是会产生这样的疑问,一个人是如何变得具有心理韧性的？当然,具有心理韧性是一件很好的事情,但不太可能有些人天生就是这样,而另外一些人则天生不是这样的。因此,一些研究人员,比如温德尔(Windle)于 2012 年提出定义,心理韧性是一个人应对或适应某种创伤,通过运用自身因素、人生经历或周边环境去应对创伤或从中恢复正常的过程。温德尔指出:"这个定义表明了心理韧性的几个关键特征:(1)遭遇逆境,比如生病;(2)能够对抗、应付和适应逆境(会利用相关资源);(3)保持健康的心理状态。"跟年长者的心理韧性可能相关的因素还包括支持性的社会网络和精神支持。研究人员还探究了乐观与问题解决的作用。显然,凯特·斯沃弗和克里斯蒂娜·布赖登充分体现了上述心理韧性的特征,但同样也很清楚的是,她们的生活中拥有非常重要的因素或资源,包括她们丈夫的耐心和充满关爱的支持,以及强有力的支持性的社会网络的存在。她们能够"对抗、应付和适应"痴呆相关逆境的方式之一是拥有一份人生使命:让人们了解患有痴呆的人的感受和仍拥有的能力,如何支持和借助这些能力,如何在她们和其他患者的生活中减少恶性的社会心理行为的出现。这两位女士都有超越自身的动机,也就是不管是否被诊断出患有痴呆都会选择一种充实的生活方式。这样一种"使命"的重大价值也清楚地体现在我自己的研究中,我让被诊断出患有阿尔茨海默病的人做我的老师,他们的发言是有权威性的,这样别人就可能了解到患有阿尔茨海默病有什么样的感受。B博士的妻子认为这项工作赋予了B博士生命中最后9个月生活极其重要的意义。

有没有关于确诊患者的心理韧性的研究?

目前并没有太多的这类研究,但已有的相关研究确实是发人深省的。例如,哈里斯在2016年采访了20位54岁到84岁的被诊断出患有早期痴呆的人,同时也采访了他们的照料伙伴。在这些人中,她重点关注了10个人——其中有5个人展现出了心理韧性,另外5个人则没有。一个人是否拥有心理韧性取决于那个人是否满足如下两点:(1)曾经面对并战胜过逆境,或目前正面对着逆境;(2)应对"得当",即在痴呆面前保持着一定程度的正常状态并能积极面对生活。

这 10 个人的特征在很多重要方面都截然不同。那些应对"得当"的人都是已经接受了他们的诊断结果,并决定尽最大努力去好好生活,而那些应对不"得当"的人则不愿意接受他们的诊断结果,并想着干脆放弃算了。应对"得当"的那些人保持着积极、乐观的态度,不允许那些不好的东西在骨子里"霉烂",而应对不"得当"的那些人则因事情变得很糟糕而对自己很生气。有心理韧性的那些人仍跟别人保持相互给予和接受的密切交往。而没有心理韧性的那些人则限制自己去公共场合,因为他们害怕让自己难堪,也不想面对他人的负面评论。

鼎力支持患者的家人和朋友的存在对患者能在多大程度上表现出心理韧性是有巨大影响的。具有心理韧性的患者的照料伙伴会比以前更加有耐心,会更仔细地听他们在说什么,并且没有想当然地低估他们亲人的能力。他们会努力帮助患者尽可能地保持独立性,在家庭琐事上听取患者的意见,让患者参与需要决策的事务。我们回想一下 B 夫人去成人日间照料中心接回 B 博士时他们互动的情景——他总是会问:"好的,我们下面做什么呢?"她总是会回应:"你想做什么呢?"因为她想让他知道,她意识到他有愿望并尊重这一事实,并且她相信他应该积极参与决定他们将在一起做什么。与此相反,没有心理韧性的患者的照料伙伴则对让自己困于其中的"噩梦"感到恼怒或怨恨,觉得自己的生活乐趣被掠夺了,没有认识到在自己和患者之间存在的关系,认为自己需要打理所有的事情,并且不尊重患者的智慧。例如,正当我要开始给一组照料伙伴做讲座时,一位患者的配偶照料伙伴在谈论患者时大喊道:"他什么都不知道了。"

在更广泛的社区联系方面,具有心理韧性的患者会主动寻求并接受支持服务机构的帮助,比如接受医疗机构等提供的帮助,做义工,跟阿尔茨海默病协会等保持密切联系,并且经常锻炼。与此相反,没有心理韧性的患者则与世隔绝,很少跟医疗机构和其他专业团体联系。简而言之,具有心理韧性的患者仍被他们的照料伙伴当作完整的人,并且仍然积极投入生活,而没有心理韧性的患者则正好相反。

这些发现其实给每个人都提供了有价值的信息,而不仅仅是给那些生活在痴呆的影响下的患者提供了信息。事实上,人们能做什么去帮助确诊患者过上令人满意的生活,与我们每个人能做点什么去帮助普通人(包括我们自己)过上美好的生活是非常相似的。

哈里斯的研究对于帮助确诊患者的重要意义有哪些?

哈里斯的研究发现,在患有痴呆的人中,那些应对得当者和应对不得当者的区别的第一个特征是,前者接受了他们的现状,而那些应对不得当者则没有接受现状,并决定干脆放弃现有的生活。因此,很重要的一点是确诊患者和他们的照料伙伴能接受诊断结果,并决定共同努力去把余生过好。

这儿有一个关于接受现实的极好的例子,尽管跟痴呆无关,但仍值得思考。入选棒球名人堂的运动员罗伊·坎帕内拉(Roy Campanella)在他仍是布鲁克林道奇队运动员的时候,不幸遭遇车祸并四肢瘫痪。罗杰·卡恩(Roger Kahn)在他1971年出版的《夏日男孩》一书中描绘了在车祸多年后他和坎帕内拉之间令人心碎的交流,那时候罗伊的妻子已跟他离婚并在离婚3年后去世,坎帕内拉已经又和深爱他的罗克西·多尔斯(Roxie Doles)结婚了。在跟卡恩的谈话中,坎帕内拉坐在轮椅上,讲述在他被诊断出第五节和第六节颈椎破碎和脊柱压缩时,他的医生霍华德·腊斯克(Howard Rusk)告诉他:"你也许能重新行走,也许不能。如果你不能行走了,你得学会接受现实。"卡恩写道:

坎帕内拉轻声地说:"我认为我学会了如何……我接受了轮椅……我的家人也接受了它。我妻子营造了一个温馨的家。我不再奢望太多事情。当然,我想走路,我确实想。但我不会因为我做不到就烦恼至死。我已经接受了轮椅,也接受了我的生活。"他推了一下操作杆,轮椅带着他伤残的身躯离开了,留下我和罗克西站在原地惊叹他那昂扬的人类精神,虽然受困但是自由,在那个宝贵的运动员身躯中,在那个男人耀眼的宅邸里。

学会接受,是应对困境的第一步

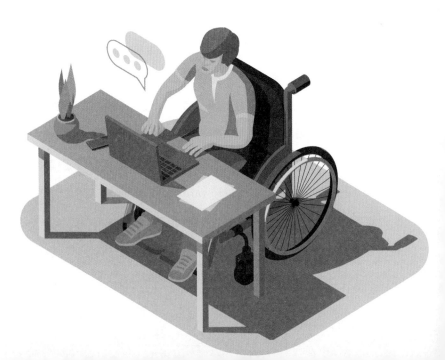

　　尽管坎帕内拉的伤没有影响到他的认知能力，但那个损伤是永久性的和不可逆转的，他和他的家人的反应是选择接受，在没有愤怒、相互指责和懊悔的状态下生活。他们在不可治愈的创伤面前尽可能地让他们的生活有价值，并一起发现尽可能多的欢乐。

　　克里斯蒂娜和保罗·布赖登以及凯特·斯沃弗和她的丈夫彼特一起面对痴呆的方式跟罗克西和罗伊·坎帕内拉面对瘫痪的方式是一样的，而且他们的接受程度使得他们每个人都能过好每一天，尽管要面对痴呆带来的令人难以置信的、从不间断的困难。在这个过程中，克里斯蒂娜和凯特一直保持乐观，利用确诊患者长期以来的优势，这使得她们把自己的状况视为一个机会，与其他患者一起工作的机会。但是同样重要的是，要认识到，尽管这样的患者能坦然地接受自己的状况，保持乐观的心态和继续生活下去的意志力，在脑损伤带来的新的限制下继续做他们能做的事情，但他们仍然需要时间和在感到安全时去伤感。这适用于确诊患者和他们的照料伙伴。

心理韧性还包含伤感吗？

　　一个人为自己能力的丧失而伤感跟为自己取得的成就欢

呼庆祝一样,都是生活的一部分。就像我们从书中学到的:我们有些时候哭泣有些时候欢笑,有些时候哀痛有些时候起舞。当凯特·斯沃弗问"真见鬼,我的脑子怎么了?"的时候,她并非怀有一种庆祝的心情,就像我们每个人一样,她要为自己丧失了某种能力而伤感,但又不是每时每刻都沉浸在悲痛之中。这种微妙的平衡可以被理解为生活在痴呆的影响之下的人的目标之一。事实上,能够为自己珍惜的能力的丧失而伤感、哀痛应该加到基特伍德所讲的"相对幸福体验指标"的列表里。伤感当然是对能力丧失的恰当的反应,但有时候即使是满怀善意的照料伙伴也可能误解伤感的表达。

例如,L夫人是她母亲的主要照料伙伴,她母亲被诊断出患有阿尔茨海默病并跟L夫人及其丈夫住在一起。L夫人非常难过,因为她母亲经常在没有任何明显刺激的情况下在家里哭泣。因此,她把母亲的哭泣解释为"非理性的",并且是由阿尔茨海默病导致的。L夫人的弟弟也住在附近,并且花很多时间陪伴母亲。L夫人的母亲跟L夫人的弟弟在一起的时候就从来没哭过,L夫人说在那些时候她母亲"举止得体"。当我继续追问L夫人时,我了解到几十年来她母亲一直在她面前比在她弟弟面前要感情外露很多。显然,阿尔茨海默病并没有改变她们之间关系的密切程度。L夫人的母亲仍然在她面前远远比在她弟弟面前感情更外露，因此跟她弟弟在一起时没有哭。到这个时候，L 夫人终于清楚地明白了她的角色，她要做的并不是阻止她母亲哭泣、伤感，而是应该做好可以让她母亲安全地、公开地、完全地表达她合情合理的伤感的那个人。研究文献里同样清楚地说明了，要在伤感和克里斯蒂娜·布赖登所称的她经历的"与痴呆共舞"之间达到微妙平衡，方法之一是家人和朋友对患者的情绪表达给予支持。

家人和朋友如何能帮助患者培养心理韧性？

鼓励患者和家人将诊断结果告知亲近的朋友对培养心理韧性的过程也非常重要，应该告诉亲近的朋友，患者需要有安全感，比如应安全地远离负面刻板印象。这样，与患者亲近的人们就知道他们在患者的生活中会扮演非常重要的角色。他们的作用还包括告知他人有关恶性的社会心理行为的现象以及其是如何削弱患者的自我价值意识的。因此，患者的朋友可以在和患者共同所处的社会世界里帮助患者避免这些行为，并且转而把他们了解的事实传达给他人，这有利于逐渐改变公众对痴呆的看法。此外，患者的朋友还可以关注患者的能力并维持友谊，以与往常一样的方式接受患者，而不是让他们过着远离朋友的生活。

互助小组有助于形成心理韧性吗？

对很多人来说，互助小组非常有帮助。有一个例子是关于比尔(Bill)和他的妻子凯瑟琳(Kathleen)的经历的，二者都是莉萨·斯奈德2009年出版的《说出我们的心声》一书中的人物。这对夫妇同意参加一个为期8周的互助小组，这个小组旨在指导夫妇们如何与阿尔茨海默病一起生活。比尔说：

> 我马上抓住了这个机会。我确诊已经有2年了，但我不认识甚至从来没见过其他患者。我有点紧张，但我很期待见到能跟我产生共鸣的新朋友。当我和凯瑟琳第一次扫了一眼互助小组的时候，我们以为走错房间了，因为房间里的每个人似乎都比我们大一二十岁。但这个区别很快就开始弱化，因为我们发现互助小组的人都在同一条船上，在这个意义上大家是同龄人。

这种场景是被诊断出患有早发性阿尔茨海默病的人经常面对的场景之一。比尔在那个互助小组的感受非常有借鉴意义，就像他所说的：

　　那个小组真正的价值是让我们有机会认识别人，包括其他患者和照料伙伴。我还了解到疾病发展的不同路径……我没法找到我想说的词的时候，别人仍毫不在意地继续唠叨。有时候他们把同一件事说了一遍又一遍。

　　对很多人来说，能够跟别人分享希望、悲伤、困惑和欢笑的感受非常重要，不论他们是否被诊断出患有阿尔茨海默病。在你跟别人说了对于你来说很重要的事情后，能被人理解和被人无条件地接受是有安慰作用的。我们有理由去假定这种需求即使是确诊患者也仍然保留着。比尔在他确诊后的 2 年里都没有遇见过跟他有同样诊断结果的人，这个事实反映了他生活中的一种社会孤立。

　　通过参加这个小组，比尔开始感受到自己属于一个有类似诊断结果的更大的社会群体，并且在 8 周结束以后还想要继续与小组成员保持联系："我想要一个我们自己的互助小组，只针对患者的……我不明白为什么有这么多针对照料伙伴的互助小组而没有针对患者的！"结果，阿尔茨海默病协会圣地亚哥分会发起了一个被称作"早晨外出俱乐部"的项目，并且莉萨·斯奈德开始发展一个针对患者的定期的互助小组。通过这么去做,她展示出她多么地看重和尊重比尔的观点、智慧以及他表达出需求的能力,而且事实证明有这种感受的并不是他一个人。基于莉萨的工作和加州大学圣地亚哥分校希利·马科斯阿尔茨海默病研究中心的研究人员的协助,这个针对阿尔茨海默病患者的互助小组成立了,并且事实证明这对比尔和其他小组成员都是极其重要的。比尔喜欢小组会议的原因之一是,它为比尔的日常生活增加了一些不同的东西,由于缺乏丰富多彩的、生动的生活经历,他的日常生活已经如例行公事一般单调乏味,甚至成了麻烦。他说他喜爱那个小组:"很欢乐,这种感觉是无法控制的。"

那个小组是比尔跟他们分享想法、希望和真实自我的场合。例如,在多年的婚姻中,比尔给妻子凯瑟琳写了很多诗,有些诗的片段会在每次小组会议结束时被朗诵出来。在这个阶段,比尔其实已经在很大程度上丧失了流利说话的能力和找到正确表达他的思想的词语的能力。这给他带来了很大的困难,因为他在过去语言能力极强,曾经是美国新闻署的一名杂志编辑。他是语言表达的艺术家,写作技能是他的画笔,稿纸是他的画布。他在伤感自己失去了曾经珍爱的并享受了这么长时间的能力的时候,仍然能通过在互助小组会议上的诗朗诵让别人听到他的声音。通过这种方式,其他小组成员和小组负责人开始深入了解和欣赏比尔。比尔的诗反映了他一直以来的个性，并且他保持了这方面的个性，尽管阿尔茨海默病干扰了他此刻通过说话来表现这一个性的能力。互助小组会议上那些时光的美妙之处在于，他仍然能够闪耀光芒，他的话语和想法帮助小组其他成员和他自己创造了美好时光。

比尔的看法不仅促进了互助小组的发展，而且他还表示，他有另外一个超越自己的目标想实现。"尽管对我来说，去读或写或谈论我自己有很大的困难，但我认为这是对我很重要的治疗，并且能帮助别人了解我正在经历什么。"这种通过做一件事去帮助别人的想法是很复杂的思考和目标设定，我们任何人

互助小组的活动创造了许多美好时光

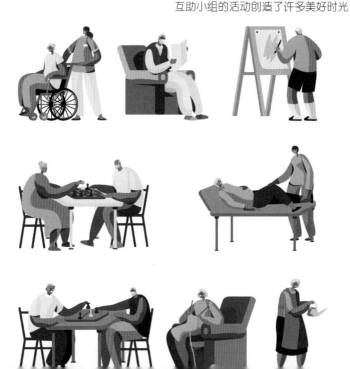

表现出这种想法时都是值得赞赏和钦佩的，当然也包括被诊断出患有阿尔茨海默病的人。这些让我们再次了解到导致阿尔茨海默病的脑损伤并不会完全消除患者去考虑他人的幸福体验的能力，以及患者为社区的美好做出贡献的能力。这是患者展现出心理韧性的另一个例子。

当我们从孩童逐渐成长为成人时，我们越来越意识到我们互相依存到何种程度，在我们寻求体验有意义的生活时，我们真的有多么地需要彼此。我们还学习到人在创伤性经历面前是有可能成长的，有时候，我们个人成长的最大飞跃期出现在我们遇到巨大的挑战或经历创伤时。患者面对阿尔茨海默病时是如此，我们在面对其他创伤时也是如此，用这种乐观的态度面对阿尔茨海默病确实对患者和他们亲近的人的生活会有积极的改变。这又引导我们去追问人们在确诊后能否成长改变的问题。

确诊患者还能继续成长改变吗？

1995 年，基特伍德对医护人员的采访展示了几十个关于患有痴呆的人在生活中经历了向好的方面转变的实例。例如，有些人更加坚定地信任别人了，更加温暖友爱了，更容易接受能力丧失和生活受限的现状了。2005年,日本的福岛(Fukushima)等人研究了家庭照料伙伴的报告并指出,患者在与由脑损伤导致的能力丧失做斗争后,表现出了一些积极的变化。患者终于接受了诊断结果,行为举止比以前更放松,比以前更懂得珍惜他们当下的生活,更能感受到别人为他们的生活做出的贡献并表达感激之情。斯奈德报道了比尔身上的这类积极变化,他开始享受跟妻子出去散步,对大自然鲜活的美景展现出从未有过的欣喜。

2016年,沃尔弗森(Wolverson)和帕特森(Patterson)对9位痴呆患者展开了一项研究,揭示了他们在生活中经历的积极的和有意义的变化。当这9位患者在采访中被问及他们的经历时,他们说感受到在对待生活的方式上有提升,他们比以往任何时候都能更主动地去体会积极生活的感觉,特别是考虑到时光飞逝的因素时更明显。他们不想在一些无力改变的事情上浪费时间(跟前文中罗伊·坎帕内拉谈到他突然瘫痪时所说的话类似)是该研究揭示的最深刻的积极变化之一。其他受访者表示,与患有痴呆之前的生活相比,他们感受到了更多的关爱。他们还表示,会比以前更加关注和享受当下的生活。因此,有些人表示他们不再拖拖拉拉,因为他们不知道明天会带来什么。

所有这些报道并不是在暗示有一种有关患者的"成功的"生活方式，因为这样的暗示意味着这些患者可能有"不成功的"或"失败的"生活方式。近几年关于"成功的衰老"有很多讨论，并有很多书籍出版。我并不认为这是思考人生的一种有益方式。毕竟，我们不会说"成功的"童年，"成功的"青春期，"成功的"青年时期，或"成功的"中年时期，所以把这个描述用于衰老、有创伤经历或确诊患者的生活是不符合逻辑的。我们有太多不同的方式去应对生活的逆境，正如应对广泛意义上的生活一样，患者的生活也有许多不同的应对方式。

我认为此处的要点是，有一些人通过言行证明了即使在确诊以后仍有可能去继续生活、改变自己并享受生活。同样，他们也展现了患者的生活并不一定就是某种生亦如死，要去找到林肯所称的"人性中的善良天使"对我们每个人来说都是巨大的挑战，这样我们人类才能通过与患者的生活类似的经历尽我们最大的努力去互相帮助。懂得痴呆的生活不一定非得是"生亦如死"或"漫长的告别"，就有可能携手为彼此共创美好时光，这对我们每个人都是有激励作用的。

从哈里斯和斯奈德两人的工作中，我们了解到让患者更加乐观和怀有希望的方式之一，是识别一个人一生中拥有的长处、过往的适应情况和应对风格，并牢记那个人确诊之后的生活阶段只不过是在很多其他生活篇章之后的另一个篇章罢了。利用这种有帮助的方式的途径之一是仔细检视患者是否丧失了自我等诸多方面。这是一个热议话题，部分是因为在很多场所有人声称阿尔茨海默病牵涉到"丧失自我"。但我们不应该从表面上去看这个问题。自我意识对于患者来说是一个复杂的问题，这对每个人来说其实都一样。所以我们需要退一步问，患者是否丧失了自我意识？

患有阿尔茨海默病的人是否丧失了自我意识？

此处，我不想探究关于自我意识的本质的各种定义，因为关于这个问题哲学家和科学家已经思辨了几个世纪。我当然也不会有答案。但是一个人的自我意识是如何被阿尔茨海默病影响的这个问题很重要，这跟心理韧性密切相关，还关系到我们如何让患有阿尔茨海默病的人更加乐观、怀有希望并减少他们的绝望。毕竟，如果一个人感觉在"我在被诊断出患有阿尔茨海默病之前是谁"和"我现在是谁"之间有意识鸿沟，那一如既往地生活下去将是很困难的。我们要尽可能地帮助患有阿尔茨海默病的人领会到在确诊前后他们的自我意识的连贯性。要做到这一点，我们必须仔细感受他们的自我意识。

社会建构主义理论在 20 世纪 80 年代兴起,后来被应用到了患有阿尔茨海默病的人身上。这个理论可以被当作工具去帮助我们了解痴呆是如何影响一个人的自我意识的。在这种思维方式下,"自我"有三个不同方面,分别被称作自我 1、自我 2 和自我 3。让我们一起依次探讨。

自我 1 是一个人作为个体的自我体验,时时刻刻都是同一个人。与此相对立的是有多重人格障碍的人,他会在不同时刻声称自己是完全不同的人。自我 1 通过人称代词和物主代词来表达,比如,"我""我的""我们"(你和我)。所以如果一个人说"我连我的名字都不知道",其中"我"和"我的"的使用就表明了自我 1 的存在——一个正在感受不能回想起自己的名字的个体。如果一个人不能说话,自我 1 还可以通过指向自己的方式来表达。即使患有重度阿尔茨海默病的人也不一定会抹去自我的这个方面。

自我 2 是由一个人过去和现在的心理与身体属性组成的自我的那个方面。一个人的身体属性包括身高、肤色、眼睛颜色、有没有胡须、年龄、健康状况、某种类型痴呆的诊断结果等。一个人的心理属性包括一个人的信仰(宗教的、政治的、伦理的等方面)、教育水平(高中毕业、大学毕业、研究生毕业等)、其他倾向(是否有能力或渴望去做复杂的填字游戏或数独逻辑游戏,是否精通语言或数学,是否有幽默感,是否有找词困难,记忆功能是否失调,等等)。回想一下当成人日间照料中心的负责人把被诊断出患有阿尔茨海默病的成员亨利介绍给另一个人的时候说:"这是亨利,他曾是一名律师。"亨利马上打断说:"我是一名律师。"亨利是对的,因为他从法学院取得了学位,没有被取消律师资格,尽管他不再执业,但律师仍然是他的属性之一。自我 2 既包括积极的属性,也包括消极的属性,包括得也包括失。自我 2 的另一部分是一个人对自己属性的看法:我们可能会对我们的某些属性引以为豪,但对另一些属性却感到难堪或羞于示人。

任何类型的痴呆都不会抹去自我 2,但是我们可以通过做一个简短的想象实验去理解已确诊患者的困境。想一个你自己拥有但不喜欢的属性——你的某个习惯,比如做事拖拖拉拉,或者抽烟,或者开车时发信息等。不管是哪个属性,它应该是你真心不喜欢的、想改变的、也许曾经试图改变的某个属性。但迄今为止,你仍无法改变它,因此你感到很受挫、不高兴,也许甚至因此内疚。想象一下如果你碰到的每个人都只看到了你想改变的那个属性,而几乎完全忽略你拥有的很多有价值的、积极的属性,你会有何感想? 换句话说,别人主要看到的和理解的你的那个属性恰好是你憎恨的,你无法忍受的,或者说是那个你最不喜欢的属性,你会有何感想?你会感到难堪和羞耻吗?你会不会不想见人,因为他们会自动地把你看成你对自己最不满意的属性的代表?

这基本上是被诊断出患有阿尔茨海默病的人每天都会遇到的窘境之一。这就是为什么像比尔这样的人喜欢参加互助小组,因为在那儿他们能被他人接受,有机会被看作拥有很多令人敬佩的、有价值的自我 2 属性的人。我们每个人都希望别人欣赏我们的优点和美德,而且不会因为我们有小缺点而不接受我们。这些患者在几十年的成年生涯中一直都是以这种方式生活的。但他们现在面临的挑战是在很大程度上只被别人看作已确诊的患者、"记忆丧失"的人(另一种误解,在第 4 章讨论过)、再也无法流畅表述的人或者"曾经"令人敬佩的人,而且现在完全或很大程度上被负面的自我 2 属性定义的人——在跟他人进行"漫长的告别"的人。

同时,确诊患者可能会痛苦地意识到他长期珍视的自我 2 属性的改变,因这些改变而心如刀绞,因此感伤那些能力的丧失。这深刻地体现在斯奈德对比尔的访谈中,其中比尔谈及他在确诊一年之后开始写的一篇文稿。在两年里,这个语言表达能力极强的人写下了在阿尔茨海默病的影响下他身上发生了什么变化,而与此同时,疾病在慢慢地剥夺他的能力,使他难以找到他想用的词语去表达他丰富的思想。在他再也无法写字或打字以后，有一天他看着文稿说："我无法相信我写了这个……它……它让……它让我……变得糟糕了……不……不是变糟糕了……我不能……我不能……沮丧。哪儿……那些……那些所有的(能力)去哪儿了?"尽管一个人可能有令人苦恼的自我 2 属性的记忆功能障碍，导致他无法回想起近期发生的事情，但是对于自己珍视的自我 2 属性的记忆可能仍然是鲜活的。同样鲜活的还有比较能力，就是把那些有价值的属性在过去和现在的状态进行比较的能力。斯奈德的一位叫琼的受访者很清楚地做了这方面的表述，她谈论到并不是死亡的想法让她感到惶恐不安，而是她自我的某些方面(她珍视的自我 2 属性)的丧失让她感到极度的惶恐不安。所以结果就是某个人会说"我感觉不像自己了"。这其实也是证明确诊患者有感知能力的另一个例子，也就是懂得场景和事件的意义的能力，这是自我 2 的另一个属性，这一属性即使在中重度阿尔茨海默病阶段仍可能完整保留着。

我们可以用这个信息去帮助生活在这种境况下的人。我们可以识别需求和时机去给予患者体贴的安慰，我们还可以识别患者对相处方式的需求，这种方式认可和尊重他一直拥有并仍然拥有的令人敬佩的自我 2 属性。我们拿亨利来举例，他是被诊断出患有阿尔茨海默病的成人日间照料中心的成员,并且仍是一名律师。我们在跟他交流时表现出我们知道并尊重他的学术和职业成就,比如在初次见面以及其他一些场合称呼他为"律师"。我发现称呼退休的大学教师为"教授"也是很有帮助的交流方式。我们可以公开地承认和欣赏患者拥有的所有好的品质,因为这些属性仍然构成他们的自我 2 属性。通过这种方式,我们让患者更关注他们长期以来的长处和对重要挑战的适应能力。这就是前文所说的让他们更加乐观和怀有希望——让患者清楚、具体地知道,我们并没有把他们主要看作患有阿尔茨海默病的人。也就是说,我们非常明确地表示,我们不会把他们看作一堆有病理症状或患有疾病的人的实例,而是拥有令人敬佩的属性的有价值的人。

根据社会建构主义理论,自我的第三部分是自我 3,或更准确地说——自我 3 们,也就是我们在社会上呈现的方面。自我的这方面非常容易受到阿尔茨海默病的影响。我们每个人都有一些不同的社会角色(与他人有不同的相处方式),并且每个角色都不同于其他角色,因为我们跟一群人里的每个人都有不同的社会关系。例如,同一个人可以是有威望的教师,慈爱的家长,恭敬温顺的成年孩子,浪漫的配偶,忠实的朋友,友善的邻居,礼貌忠诚的顾客,等等。这些关系中的每一种关系都不同于其他关系，每一种关系都有它独特的行为模式或存在方式，而且每一种关系的行为举止准则都是不同的，因为要适合不同的社会场景。所以依据社会建构主义理论，我们每个人都有很多不同的社会自我们。

自我 3 还有另外一个方面对阿尔茨海默病来说是至关重要的：为了让任意一个自我 3 角色出现，另外需要至少一个人的合作。因此，如果一个人的下属不认可他是上司，这个人就无法构建"苛刻的上司"这个角色；如果没有学生的配合，一个人就无法构建"有威望的教师"这个角色。因此我们能够认识到，任何一个自我 3 角色或社会自我都是在至少两个人连续不断的互动中共同构建的。后面会讨论到，这对于患有阿尔茨海默病的人的生活尤其重要。但我们先来探究一下我们每个人都能构建的很多社会角色的另一方面，因为这对于确诊患者来说也非常重要。

你可能会很容易联想到先前只在一个社会场景下见过的某个人，比如学校的一位教师或工作场所的上司，但当你看见那位"有威望的教师"或"苛刻的上司"在跟孙子玩耍时表现出"傻傻的、肤浅的、幼稚的"行为时，你就会大吃一惊。这种惊奇是以下两种重要因素作用的结果：

（1）在那一刻之前你只在一种社会场景下见过那位教师或

上司。

(2)非常关键的是,你根据这些有限的经历在脑子里形成了关于那个人的故事情节。那个故事情节非常受限,因此你认为的那个有威望的教师"其实是"什么样的人,这就不允许他有在跟孩子玩耍时表现出的那些行为。因此,你没想过那个人能表现出"傻傻的"样子,这当然就让你觉得惊奇甚至震惊了。

在我自己的经历中,我仍然记得在我读大学时,当我发现一位口才极好并受人敬重的教授对体育运动也非常了解的时候,我完全惊呆了。我在脑子里形成了一个关于教授们的故事情节,认为他们忙于深奥的学术探索而无暇顾及那些相对来说微不足道的事情,比如棒球。

自我意识的三个方面跟患有阿尔茨海默病的人有什么关联呢?

根据社会建构主义理论,我们可以得出几个结论。首先,阿尔茨海默病不会导致自我 1 的丧失,只要患者使用第一人称代词,不管是口头上或非口头上(通过手势表示),自我的这方面就是完整的。

其次,自我 2 也是完整的,因为患者无论在过去还是现在都有一些属性。但是,患者面临的问题是,有可能在他的社会世界里,人们将越来越关注跟阿尔茨海默病相关的功能障碍的属性,并且越来越忽视那些他珍视的属性。别人主要看到患者的功能障碍,可能会给患者创造一种非常不健康并且毫无帮助的情境,因为这会对他的自我价值感造成极大的冲击。患者为了保护自己,可能会想要避开别人。与此同时,这肯定也对他形成心理韧性没有帮助。

最后,我们来探讨一下自我 3 和患者之间的关系。回想一下,为了让一个患者或者任何其他某个人去构建自我 3 角色,那他就需要另外一个或几个人的配合。不可忽视的是,患有阿尔茨海默病的人尤其脆弱,原因如下:

(1)健康的人主要关注患者跟阿尔茨海默病相关的功能障碍的自我 2 属性,而越来越不关注患者所看重的那些自我 2 属性。

(2)患者将越来越难以得到所需要的配合去构建有价值的自我 3 角色。也就是说,如果其他人把患者看作有缺陷的和糊涂的人,并且在形成关于患者的故事情节时,他们会强调这些功能障碍的属性,这对于患者去构建一个"累赘的、有缺陷的患者"之外的社会角色,即便有可能,也将是非常困难的。很快,其他人将会开始相信这就是患者的全部。在这些情形下,人们很容易就把患者的合理愤怒解释为非理性的敌意——把其实正常的焦虑、孤独和不安解释为由疾病导致的焦虑不安,因此认为患者需要接受药物治疗,而不是身边其他健康的人的理解,或温情的、平静的陪伴,以及主动聆听。

但是,如果患者的确得到了他人必要的配合,那他们就能够构建有价值的、健康的自我 3 角色,即使患有中重度阿尔茨海默病(就像 M 博士和 B 博士一样)也是如此。你也许还记得,M 博士是退休的社会学教授,她有严重的找词困难,因而无法发挥她自孩提时代就拥有的超凡的语言表达能力。她和我曾经一起在她家后面的树林里散步,然后沿着切萨皮克和俄亥俄运河边的小路一直往前漫步很长时间。她非常熟悉那片区域并一直领着我走,因为我开始时完全不熟悉我们在哪儿以及我们要去哪儿。她步履矫健,能够在树林里的崎岖道路上穿梭自如,而穿着皮鞋的我却步履不稳,并一脸迷茫。在散步时,她说话比其他时候要流畅很多。我们就此事进行了下面的讨论。

　　萨巴特:我发现当你散步的时候,你找词困难的问题要少很多。

　　M 博士:是的,可能是。但是你看到,我……我是老师,而不是……那个什么,并且……嗯……嗯……作为一个老师，嗯……不是……不是，特别的什么……它只是……我猜想它是那个啥呢，我作为一个人的角色，也许我连那个也在慢慢失去。

萨巴特：所以在我们散步的时候，你感觉自己扮演了一个不同的角色，你是在当领头的……

M博士：嗯……嗯……

萨巴特：指导，展现……

M博士：我……我……现在已经没有多少那个能力了。

她生命中长达数十载都是在教育和指导大学时期的年轻人，所以教授、导师的自我3角色已经深深地植入她生命里了。由阿尔茨海默病导致的记忆问题和找词、回想及发音的问题形成了一种社会环境，让她无法得到除构建"阿尔茨海默病患者"之外的自我3角色所需的配合。这是她非常反感的事情，因为这不仅让她在社交上受限，也会影响她流畅表达的能力，以及在自然状态下跟人相处的能力。就像她自己陈述的那样："我当然能管好我自己……当我尝试不让自己以阿尔茨海默病患者的角色出现在别人面前时，我是另外一个人。"在这儿，我们领会到：(1)她非常清楚地说明，她试图拒绝仅仅被当作一个"疾病的受害者"，浑身充满着疾病相关的各种缺陷；(2)她意识

到,被那样看待会对她以她喜欢的方式展现自己的能力有什么
影响。

我特别重视识别并尊重她的学术成就,这些都是她引以为
豪的众多自我 2 属性的一部分。我并没有把她仅仅看作一个
"阿尔茨海默病患者",而是把她看作一位有极高智力成就的学
术人物来跟她交流,这就让她构建她的教授和同事的自我 3 角
色成为可能,并且让活跃的交谈成为可能,而这正是她一直非
常享受但在她现在的生活中极端缺乏的。她给我创造了机会
去跟她的互助小组讲述被诊断出患有阿尔茨海默病的人仍然
拥有的能力。接下来,我们还讨论了互助小组的会议上发生的
事情。在那次散步时的谈话中,她鼓励我把从那次会议中学到
的东西应用到我的研究项目上。我表示赞同,说那将非常棒,
然后她满怀热情地说:

M 博士:我早就知道!我早就知道,我早就知道
那次会议给你的正好是你在寻找的东西。所以啊,我
认为那也回馈了……回馈了那个小组一些……

萨巴特:是的,确实如此!我认为我们学到了更
多关于人们能做什么的知识,特别是当我们观察他们
在丰富多彩的社会场景中的表现时会收获更多。

M 博士:嗯……嗯……你可以把它放到下一

篇……嗯……论文里。

在这次交流中，M 博士确实是一位能提供鼎力支持的年长的同事或导师，因为她鼓励我将学到的东西写到"下一篇论文"中，换句话说，就是写到我的下一篇专业期刊文章里，而且她在此过程中表现出极大的热情，不仅是因为我作为一名研究人员正在做的事情，还是因为她能够担当起一名学者或教授的职责，她会考虑到我们的年龄差异，非常愿意跟"年轻同事"有这种交流。她活在那个时刻，对那项研究以及该研究对于我们两人意味着什么都非常激动，因为我们像友好的同事一样在交谈，她能够活在那个时刻并感觉找回了"自己"。

配合患者构建有价值的自我 3 角色

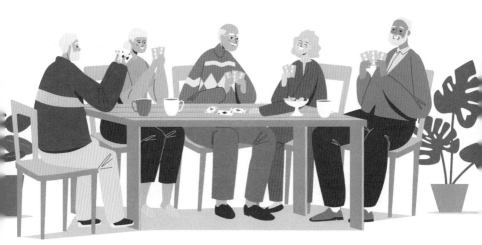

对于一个生活完全不同于 M 博士的人来说，构建有价值的自我 3 角色也是有可能的。D 夫人被诊断出患有中重度阿尔茨海默病，她只有高中教育程度，在一个娱乐行业家庭里长大，知道舞台和银幕上的几乎所有老歌，并有极强的幽默感。她的兄弟是一名职业单口相声演员，在电视上和夜总会里表演。她不会进行口若悬河或出口成章的表达，经常在说错话时开自己的玩笑。她每周去成人日间照料中心 4 到 5 次。在该中心的成员和员工的配合下，她构建了"聚会中的核心人物"这样一个自我 3 角色，因为她让其他成员和员工开怀大笑，跟她一起合唱，给每个人都带来了欢乐。她还非常乐于帮助其他人，特别是那些因病离开成人日间照料中心一段时间的成员，每次当他们回来时，她都会非常热情地欢迎他们（由此也揭示了她对他们的记忆，以及对他们离开了一段时间这个事实的记忆）。员工们也看到了她待人是多么地友善，所以跟她一起创建了另外一个自我 3 角色——"员工和成员之间的纽带"，让她帮助新成员尽快融入该中心的社团中。同时，她对其他人的情感需求也很敏感，并努力给那些感到难过的人带来欢乐。她的乐于助人这一自我 2 属性还找到了另外一个表现机会，在美国国家卫生研究院研究人员的配合下，她成了一名药物试验志愿受试者，尽管这意味着她要面对在标准测验中经常无法正确回答问题的情况，这些测验的结果是药效的评测指标之一。她非常清楚自己做这项工作的原因："我本来可以说'不'，但相信我，如果我能帮助到我和我的伙伴们，我一定会去做的。"

成人日间照料中心的成员和员工的配合对 D 夫人构建有价值的自我 3 角色有非常积极的影响，与此形成鲜明对比的是，D 夫人在家里得不到她丈夫的配合，尽管她丈夫深爱着她。遗憾的是，他下意识地把她主要看成一个阿尔茨海默病患者，并且关注更多的是她的功能障碍而不是她的长处，以至于他没有意识到在她的某些行为背后的善意动机。例如，他们睡在不同的卧室里，D 先生的卧室离洗浴间更近一些。在夜间，当 D 夫人起来用洗浴间的时候，她总是用地下室那个，而不是离她只有几步路的那个。D 先生如果早上发现她没有冲地下室的厕所，就非常生气。我就问 D 夫人为什么不用离卧室比较近的洗浴间，她说："我丈夫睡觉很轻。"这表明她不希望因为用离他近的那个洗浴间而吵醒他。因此，D 夫人在家里受限于那个"累赘的阿尔茨海默病患者"自我 3 角色，所以她在家里通常是沉闷安静的。我们可以说，她在成人日间照料中心和家里看起来像两个完全不同的人：在成人日间照料中心是聚会的核心人物——该中心的员工和成员之间的纽带，而在家里是不爱交流的郁闷的人。这种显著而稳定的差异不可能是脑损伤所导致的不稳定表现造成的，这其实是他人的社会影响导致的。

因此我们看到，要配合确诊患者去构建有价值、有意义的自我 3 角色，需要考虑以下重要因素：

(1)减少社会隔离；

(2)支持患者的施受能力；

(3)支持患者在日常生活中获得丰富经验的能力；

(4)让患者能够像过去追求和达到的那样感到满足；

(5)帮助患者发展新的而且可能有回报的个人关系；

(6)帮助患者回避社会误解，比如狭义地认定他们的社会身份为"阿尔茨海默病患者"，或更糟糕的，"精神失常的患者"；

(7)让照料伙伴感受到因看见他们的亲人在享受美好时光而产生的喜悦之情，由此把照料伙伴经常感到的难过和压力转换为他们本该拥有的满足的喜悦和平静。

另外，我们看到很多患者的终身长处和长期的适应及应对风格都可以完好地保留下来，尽管他们在外显记忆、计算、语言等方面的功能障碍严重到满足阿尔茨海默病诊断的标准。利用患者仍拥有的能力对强化心理韧性和改善每个相关人员的生活质量都是大有帮助的。遗憾的是，我们通常碰到的情况是大众媒体和人们在日常交谈中都只把他们称作"阿尔茨海默病患者"，这对他们是毫无帮助的。

为什么在日常生活中把被诊断出患有阿尔茨海默病的人称作"阿尔茨海默病患者"是一种伤害？

一个人只是在跟医护人员的关系中是患者。内科医师—患者、牙医—患者以及护士—患者的关系是一种很特别的社会关系，在很多重要方面都不同于其他社会关系。当然，医护人员把他们的治疗对象称作患者是完全正常的。我在此处论述的是很多非医护人员倾向于把患有阿尔茨海默病的人称作"阿尔茨海默病患者"。例如，我在一次演讲之后，遇到一位非常聪明的配偶照料伙伴，她径直来到我面前并做了自我介绍。她接着介绍了她丈夫："这是我丈夫。他就是那个阿尔茨海默病患者。"显然，他远远不只是"那个患者"，但这就是她向我介绍他时用的词语。

尽管我在前面讲述过此事的一些方面，但我们仍有必要在一个人的社会自我这个背景下再做讨论。我们审视一下患者到底意味着什么。患者是：

(1)照料的接受者；

(2)被医护人员和其他人管理、治疗和告知该做什么；

(3)毕恭毕敬的——跟有专业知识且权威的医护人员相比

处于较低的社会地位；

（4）非独立的——他们不能在没有许可的情况下做出各种各样的决定；

（5）受限的——患者通常不被看成有意义构建能力的人，他们的行为主要由社会场景的意义所驱动，准确地说，他们被局限在功能障碍的故事情节里，并且他们所做的大部分事情通常被归因于疾病引起的症状。

而另一方面，人则是：

（1）照料的给予者和接受者；

（2）不是毕恭毕敬的，可以跟其他人处于平等的社会地位，也可以是较低的或较高的社会地位；

（3）跟其他人互动而不是被管理；

（4）具有独立性；

（5）能够构建意义，能够基于他们遇到的场景的意义去行动。

在日常生活中把某个人称作"阿尔茨海默病患者"就给那个人贴了一个标签，并且这个标签明显强调了那个人的某个自我 2 属性（阿尔茨海默病的诊断结果）以及某个自我 3 角色（一个"阿尔茨海默病患者"）。一个人远远不仅限于阿尔茨海默病患者这个角色，除了他的诊断结果以外还有很多别的属性。事实上,诊断只是牵涉到那个人功能障碍的自我 2 属性,即他遭受能力丧失的那个方面。显然,一个人除了他的能力丧失之外还有别的属性,比如他的很多正面属性或长处。所以作为一个患者和作为一个人之间是有惊人的鸿沟的。

比如,你要是这么向别人介绍你的朋友就会很荒唐:"这是我的朋友帕特(Pat),帕特是一个牙科患者。"事实上这没错,帕特的确是一个牙科患者,但这只是相对他的牙医而言的,而且帕特除了是一个"患者"以外还有很多其他身份。在日常生活中把某个人称作患者还很可能导致那个人缺乏构建自我 3 角色(除"阿尔茨海默病患者"之外的)所需要的其他人的配合,而自我 3 角色是那个人和其他人都很珍视的属性。这会影响到别人如何看待那个人,并且很容易导致别人在对待那个人的方式上有所局限,把那个人限定在"患者"一类,被别人主要看到这个属性也正是他忧伤、悲痛和苦恼的根源所在。

在日常生活中把某个人称作"阿尔茨海默病患者"之所以是有问题的,还因为如此一来,那个人一开始就把自己主要看成患者的可能性会加大。这种做法的问题生动形象地呈现在已故演员克里斯托弗·里夫的故事里。在一次骑马事故导致他四肢瘫痪之后,里夫想结束他的生命,因为他不想在那种身体状况下继续生活。他妻子说服他等一段时间,到时候再看看是什么感觉,如果他到时仍然想结束自己的生命,她会帮助他。结果是,在后面的时间里,里夫做了超凡的工作去提高大众对脊髓损伤的认识,建立了克里斯托弗和达娜·里夫基金会,用于研究和提高遭受伤害的人们包括遭受脊髓损失和其他类型伤害的人们的生活质量,并游说美国国会资助干细胞研究项目去减轻遭受脊髓损伤的人的痛苦等。他不知疲倦、鼓舞人心的种种努力是非同寻常的。

这个故事的要点很简单,但是非常重要。有人知道里夫在事故发生以后本想结束自己的生命,但里夫在那以后为了其他人却做了如此非同寻常的努力,便问里夫该如何解释这一转变。他说找回他的生活的第一步是"我得停止做一个患者并开始做一个人"。换句话说,里夫是在说当他把自己看作一个患者的时候,他在思想上没有能力和自由去考虑为别人做任何事情。他当然就无法看到实现自己的意愿和集合所需能量去做那种工作的可能性。他是在告诉我们,把自己认定为一个患者让他在社会世界里基本处于无能的状态,但把自己认定为一个人就能让他自由地参与社会世界的互动并为他人的福祉而努力,实际上他在这个过程中为他人和他自己都达成了重要的目标。

一个人如何看待自己,把自己看成一个患者还是一个人,这对那个人认为生活有什么可能性会有极大的影响。如果一个患有阿尔茨海默病的人把自己看成一个阿尔茨海默病患者而且一直这么做,那他将很难找到正确面对生活的乐观态度,而且也不太可能找到改善自己生活质量的途径。所有这些意味着心理韧性的建设过程在其开始之前就已经基本上终止了。

但是,对于患有阿尔茨海默病的人来说,还有更复杂的因素,因为我们必须记住,里夫的创伤与患有阿尔茨海默病的那些人不一样,里夫的创伤不包含脑损伤。他通过深思熟虑的、出色的演讲进行交流的能力,以及其他方面的认知能力是完好无损的。他能够运用这些能力让自己在那些演讲听众的眼里重新定位,由此得到他人的配合去构建自我 3 角色(比如"脊髓损伤人士权益倡导者"),这是他很珍视的,也是每个听到他演讲或听说他所做的工作的人都很珍视的。再者,因为他能够做那些工作,他会被别人以极其敬佩和尊重的眼光去看待。但是,被诊断出患有阿尔茨海默病的人面临的境况是完全不同的。

例如,患有阿尔茨海默病的人可能难以找到他想用来表达自己想法的词语,难以准确发音,可能在交流中需要别人的耐心和鼓励性帮助。因此,只要别人一直把他看成一个患者,并且不能提供他所需的鼓励性帮助以实现顺畅交流和相互理解，那这个人就很难成功地把自己重新定位为一个人。

导致人们一直把患有阿尔茨海默病的人只看作患者还有一个重要原因，即说话的习惯，比如，我们经常说"阿尔茨海默病患者"而不是"患有阿尔茨海默病的人"。在前一个表述中，"阿尔茨海默病"这个词被强调了，并且"患者"无疑跟医疗事务联系起来了，所以用这种方式去谈及一个人，关注的仅仅是他的医疗问题类型，而这只是他的很多属性中的一个。在后一个表述中，"人"被强调了。为了避免患有阿尔茨海默病的人把自己主要看成"患者"，我们所有人都应该改变自己说话的方式，要强调"人"，这个人只是碰巧被诊断出患有这种病，但显然他还拥有很多其他健康属性，而且这些属性对他的自我价值感有积极的影响。

这一情形在社会和精神驱动力上跟我们对衰老形成的负面刻板印象很相似。我们现在经常把产生过失或过错说成是"老糊涂了"，从而不断强化那个负面刻板印象，但在20世纪90年代之前，我不记得听过这种表述。当我们谈及或将一个人看作"阿尔茨海默病患者"时，我们就极有可能把他说或做的事情解释为一类功能障碍或某种症状，而不是完全恰当的、正常的和健康的某种事情。所以"遛弯"从一个"阿尔茨海默病患者"的角度来说就是漫游,而从一个"患有阿尔茨海默病的人"的角度来说却是散步。

在华盛顿哥伦比亚特区周边的马里兰州郊区有一处私有的集体住宅,用于服务患有阿尔茨海默病的人,在住宅外面的私有土地上有一个安全区域,用栅栏跟近邻隔离开来,那里的住户可以在里面走走,当然,如果愿意的话,也可以在长椅上坐坐。那里的员工称这片区域为"漫游花园"。为什么叫作"漫游花园"而不是"花园"呢?有一个说法是医护人员在管理那处住宅,而他们把住户主要看成"阿尔茨海默病患者"。因此当住户在花园里面散步时,他们被认为是在漫游,因为他们被看到的主要是阿尔茨海默病的病理效应。不知为何,在那里的员工看来,住户就不能像健康的人一样去散步,他们只能"漫游"。这仅是一个例子,它表明使用病理语言会怎样持久地给人们定性。似乎一个患有阿尔茨海默病的人就不可能做那些健康的人能做的事,甚至即使是同样一个人也不可能做在确诊之前能做到的事,尽管这种解释没有任何逻辑上或医学上的理由。人们会散步,患有阿尔茨海默病的人同样也会散步,因为毕竟他们也是人。

为什么把散步说成"漫游"会对心理韧性有负面影响？

把完全正常的人类行为,比如散步,描述成病理性的行为,这会对心理韧性产生深刻的负面影响,这基于下文要论述的多种原因。我此处只是把散步作为一个例子,它同样适用于我们经常做的其他很多事情。

第一,为了让一个人保持乐观态度,并且和别人保持相互给予和接受的密切关系(给予和接受这两者都是心理韧性的重要因素),患有阿尔茨海默病的人在生活中接触的那些健康的人必须对他们的长处给予关注和支持。显然,当健康的人在患者的行为(即使是正常和健康的行为)中只能频繁看到病理因素的时候,这些健康的人就不可能关注和肯定他们的长处。事实上,这些健康的人是在无视他们的长处。这当然不能帮助他们保持乐观态度。实际上,这样只会打击他们的乐观态度。

第二,那些只把患有阿尔茨海默病的人看成患者并且在他们的行为中只看到病理因素的健康的人,不会配合他们构建互相给予和接受的关系,而这是形成心理韧性的过程的另外一个重要组成部分。相反,这些健康的人配合构建了只是健康的人单向给予患有阿尔茨海默病的人的关系。纵使这些健康的人的本意是好的，但这只会导致患者越来越有累赘感，越来越愧疚，因为他们不被允许投桃报李，无法用做某种好事的形式来进行回报并表示感激。

第三，把正常行为病理化还能够对患者的自我价值感产生负面影响。这会激发忧伤的感觉，甚至抑郁感，因此不仅对他们的生活质量有负面影响，对他们的照料伙伴的生活质量也是如此。事实上，那些没能看到他们的长处和支持他们的照料伙伴很可能就自然而然地低估他们的能力，不让他们参与决策事务，因此就不会努力去帮助他们尽可能保留独立性。这些照料伙伴更容易因为自己生活在"噩梦"中而变得恼怒和怨恨，特别是当这些照料伙伴想到自己得打理所有的事务时更加明显。

还有一个能体现患者的长处甚至创造性的例子。它发生在我的一个高级研讨班的学生和一家成人日间照料中心的成员的一次交流中。这些学生，包括贾里德·乔达诺（Jared Giordano）等，每周在成人日间照料中心花 3 小时跟成员们交流并从中受益，其中很多成员被诊断出患有阿尔茨海默病。贾里德跟其中一位有此诊断结果的 82 岁老太太 N 夫人建立了特别温暖的关系。当贾里德有一天要离开那家中心的时候，他跟成员们一一道别。当他跟 N 夫人道别的时候，N 夫人说："我很高兴能爱你。"

通常情况下,人们会说,比如,"我爱你"或"我很高兴认识你"。极少(这对贾里德和我来说都是头一次)会听到某人说"我很高兴能爱你"。这很容易让人从病理的角度去看待这个句子,说这是不正确地把两种想法并置的做法,因此,这个句子反映了阿尔茨海默病导致的语言相关问题。但有趣的是,N夫人的确表达了一种根本上是正确的但又极少在公开场合被承认的东西,也就是我们很高兴能感受到自己对另一个人的爱。从某种意义上来看,我们可以说她创造性地使用了新的语言表达方式,这就引出了我们的疑问——患有阿尔茨海默病的人是否有创造性并且欣赏别人的创造性?

被诊断出患有阿尔茨海默病的人是否有创造性并且欣赏别人的创造性呢?

过去 15 年见证了人们对创造性的关注度的提升,包括被诊断出患有阿尔茨海默病的人表现出的创造性以及他们对别人的创造性的欣赏。约翰·基利克(John Killick)于 2016 年报道了一位住在痴呆照料单元的 80 多岁老太太创造性地使用新的语言表达方式的例子。当他步行穿过那个单元的休息区的时候,那位老太太对他说:"如果你不小心,你将会在条纹日光的地方待着。"这个句子显然有不同的解释,但我读到它时的第一反应是"有条纹日光的地方"指的是监狱——那儿的窗户有铁栏杆。当阳光透过窗户照进来的时候,那些铁栏杆在地面或墙上投射出平行的影子,因此看起来像"条纹"。当然,如果你行为不端,也就是如果"你不小心",你将会进监狱。另一种解释是,我们想象一下当阳光照进来的时候,我们朝有铁栏杆的窗户看过去,会看到"条纹"(那些铁栏杆)被日光所环绕,所以也会出现"条纹日光"。现在,就像基利克经常提醒我们的那样,我们必须牢记:"在对患有阿尔茨海默病的人的语言的意义做出解释的时候,我们要脱离字面上的意思,要去看它的象征意义。"这当然是人们欣赏诗歌和散文的方式,但我们为什么不能把它应用到患有阿尔茨海默病的人所说的话上面呢?

还有一个关于欣赏和理解他们所说的话的例子,这是埃莉诺·富克斯对她被诊断出患有阿尔茨海默病的母亲说的某件事的陈述:

> 母亲大声喊道:"我们能做到!"在她84岁生日那天10分钟内说了30次,现场充斥着滑稽好笑的喝彩。到这个时候我再把格特鲁德·斯泰因(Gertrude Stein)的剧作布置给我的学生们,如果斯泰因能够把重复提升到艺术的高度,并且既然贝克特(Beckett)和菲利普·格拉斯(Philip Glass)能那么做,那么现

在当这种艺术性的重复来自母亲的时候,我们为什么
不放松下来享受它呢?

富克斯在这儿提出了一个绝好的观点,我认为需要非常严
肃地对待。那就是,我们需要问自己下面这些问题:如果一个
被诊断出患有阿尔茨海默病的人所说的同样的话经由一个我
们认为健康的人的嘴说出来,我们仍然会把它当成病理性的表
现并且为此担心吗?再进一步,跟富克斯的想法类似,如果我
们被告知一位著名诗人喊出了那些词句,我们会不会自动地假
定它反映了某种脑损伤呢?还是我们会假定诗人是在试图表
达一些我们不能马上理解的东西?在这些问题里,我们碰到了
一个强烈的想法,即我们对人们先入为主的定位会影响到我们
对他们所说的话和所做的事情的解读。著名的艺术家或诗人
会被认为是"有创造性的",而被诊断出患有阿尔茨海默病的人
则被认为"展现了语言病理的证据"。在这些经常有交叉的领
域显然有灰色区域,我们要公开地承认这些灰色区域,而不是
仅仅因为某个人有特定的自我 2 属性,比如被诊断出患有阿尔
茨海默病,就马上把这个人所说的话或所做的事情病理化。

基利克花了大量时间跟患有阿尔茨海默病的人交流并记
录下他们说的话。尽管他对他们的话语进行了一些编辑,但他

从来都不把自己的话语加进去。他反过来以诗歌的形式把这些话给他们看，有时候他还会在征得同意后发表其中一些诗歌。基利克在 2016 年出版的一本书里写到了患有阿尔茨海默病的人的创造性，他在书里描写了他跟伊恩·麦奎因（Ian McQueen）一起讨论他的工作的情形，当时麦奎因 59 岁，并处于阿尔茨海默病早期。麦奎因非常明确地说，这些谈话是"把他心中的东西放出来"的好机会，这让我想起 B 博士感谢我让他"倾诉"，以及跟其他人的一些治疗性谈话的重要价值，这些是患者迫切需要的。再让我们回到此处的关注点——创造性，基利克提到有一次麦奎因在说话时断了思路之后评论道："看，

尝试理解患者的话语

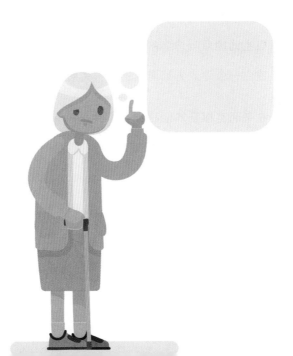

那个小家伙，它沿着墙壁踢脚板跑，并带着我的思路消失了。"就像是一个小老鼠带着他的思路在逃跑，并沿着踢脚板逃走了。在他们的交流刚开始的时候，麦奎因对于把他说的话变成诗歌持怀疑态度，但是在他们的合作要结束的时候，麦奎因关于诗歌能做什么的想法改变了，并指出："诗歌是跟我的内心感受相通的东西，它是我的内心表达和对外呈现的方式——精华中的精华。对我来说，重要的是它里面的'我'。"麦奎因在此处肯定了自己的话语变成诗歌后得到的升华，以及这些诗歌如何表达了他的思想的精华，由此反映了他的自我，也就是"它里面的'我'"。这个例子展示了如何去帮助患者用准确而且能给他们自己带来快乐的方式表达自己。在这个例子中，我们看到人与人之间互相依赖的关系是很清楚的，同样需要重视的是，通过积极主动地倾听患者所说的话，我们能够弄懂他们的意思，并且建立一个令双方都满意的合作关系。

在基利克以及其他研究人员关于患有阿尔茨海默病的人的创造性表达的研究工作中，他们发现的一个很重要的方面是，不存在这些患者可能是"错的"的情况，而在认知能力标准测验中，或在照料伙伴很直接地让这些患者回忆近期事件时，这种情况却会经常性地发生。要知道，只有处在一个不容易感到窘迫和焦虑的场景中，人们积极参与和自由表达的机会才会大大增加,出现"内心真实流露"的可能性才会提高。

关于这方面的另外一个例子是希瑟·希尔(Heather Hill)建议患者运用创造性舞蹈来治疗。埃尔茜(Elsie)是一位85岁的被诊断出患有中度痴呆的女士,她曾经入住一家精神病医院,并且医院评估了她长期入住护理院的可能性。希尔跟埃尔茜进行的交流被录制了4次录像,当埃尔茜被鼓励去随着一位音乐家弹奏的音乐舞动时,引人注目的结果出现了。晚些时候,埃尔茜看了自己的录像。除了她舞动的质量和形式有改进(显然,这反映了埃尔茜受益于先前的经历,因此她是有记忆力的)以外,希尔还指出,埃尔茜自己也很看重舞蹈,她说,"谢谢你把我从我的外壳里拉出来","它已经把我身上的沉闷带走了……让我豁然开朗",并且"我认为它已经把我带出来了……唤醒了我"。

尽管埃尔茜被诊断出患有中度痴呆,但她对音乐极其敏感,能够通过练习协调改进她的肢体动作。此外,她思考了那次经历的意义和重要性。尽管她有在诊断测验中发现的种种外显记忆功能障碍的症状,但她仍能够表达出音乐和舞蹈把她从"外壳"里拉出来了这一观点。这显然表明她能回想起自己先前一直在某个外壳一样的东西里(显然,她没有丧失与此相关的记忆),并且不像她对自己了解的那样能够去完全地表达自己。另外,她对在推动她走出来这方面得到的帮助表达了感激,因此展示出她给那次经历赋予积极的意义和相关价值的能力,就像是一个符号学主体,即一个人的行为是由场景所蕴含的意义驱动的。希尔评论说埃尔茜给她的印象是"一个处于很放松状态的人,而不是处于疾病和碎片化状态的人"。也许,除了处于一个她不可能"错"的场景中之外,音乐给了埃尔茜一个"模式",使她能够完美地与之契合,并因此可以用一些方式表达自己,而在她当时入住的精神病医院里,环境非常单一并缺乏启发性,因此她难以做到这些。

跟希尔的工作类似,英国的一群被称作"老年之花"的小丑在跟患有痴呆的人互动时,运用幽默去激励大家用创造性的方式交流。幽默打开了交流的渠道,可以瞬间切换到一个严肃的话题,然后又回到幽默的内容,如此往复。这群小丑所用的策略之一是,不管他们试图做什么,他们总是做不好。除了引来欢笑以外,这显示出他们也有脆弱的一面,一个他们和那些患者(其实包括所有的人类)都有的重要属性,由此强调了他们之间有共性的那一方面。需要强调的是,"老年之花"的功能不仅仅是提供娱乐。准确地说,正如基利克指出的那样,他们试图用游戏去激发患者的童心。因此,他们的行为引来了欢笑,并且进一步促进了对每个人都有意义的、真诚的、自然的、人与人之间的关系纽带的形成。这些互动并不只是在那一刻有意义，而是能存留在记忆中的，而且这个例子也支持将"记忆丧失"这个术语从日常生活中剔除。基利克很全面地探究了在跟患者密切接触和提供欢乐时，游戏的使用及其价值。

"老年之花"表演一周之后，基利克探访了一家医院并评估了"老年之花"的影响。他跟一位被诊断出患有中度痴呆的女士有如下交流：

> 我向薇拉（Vera）展示了一周前她碰到的两位演员的照片。我还跟她提到了他们的名字："蜜串"和"甜派"。接着，我从口袋里拿出了一个红鼻子，跟他们那天戴的很像，也跟那天他们借给她的那个很像。她把它从我这儿拿走并戴上，"我认为鼻子很好。"她说道。接着她把它交还给我并告诉我："把它收起来，我不想它受到损坏，直到他们再回来。"她指着照片说："他们是一群漂亮的孩子，他们一定充满了乐趣。他们不会让我感到悲伤，我看到他们时总是很高兴。"接着，她指着一位男演员说："可能是他很爱的某个人去世了，所以他也有点悲伤。他们真是好演员。我跟他们谈话时他们的言语总是很友善。他们跟我玩耍，追我，我装作跑得很快。他们让我大笑，但只是演戏。

我想加入，在很细微的方面纠正他们。他们是我的朋友，我非常喜欢他们。"

当患者以包含诸多情感（包括幽默在内）的活跃方式与其他人密切互动时，事实上对与此相关的每个人在心理上都是有价值的。尤其是当表演者展现自己的脆弱性，以便跟这些患者建立联系的时候。对于这些患者来说，新的、愉快的记忆生成了，而且对某些患者来说，这意味着他们从困于其中的"外壳"里走出来了，他们之前因为缺少跟全身心投入和令人愉悦的人互动的经历，从而常常受困其中。就受益于积极的、有创造性的情感投入而言，患者跟他们在健康的时候并没有什么区别。

此处还值得深入讨论的是，"老年之花"在表演的过程中通过做不好很多事情来展现他们的脆弱性，这一点是很重要的。患者会非常在意他们在过去的几十年里能轻易做到而现在却无法完成的事情，并且会感到羞愧、恼怒和悲伤等。通过以幽默的方式演示"失败"，"老年之花"给失败带来了一些幽默，而且由此也许让失败少了一点负重感。也许它甚至能鼓励人们以健康的方式取笑自己。在这个过程中，表演者们把自己放在一个可能是感同身受的位置并进行自嘲，同时他们也引来了这些患者的欢笑。与此同时，他们所激发的欢笑是令人振奋的、真诚的,那些在日常生活中缺失了欢笑的人们会更加享受这一时刻。这也是患者的朋友和照料伙伴需要关注的患者的脆弱性的一面,他们可以将这种幽默的方式应用到日常生活的一些场景中。

承认一个人的脆弱性能够帮助患者建立真正的自我意识。在我跟 M 博士的交谈中,我有时真的没法理解她在试图跟我说的事情,尽管我运用了间接修复和其他有帮助的方法。在那些时候,我发现向她寻求帮助是一件特别好的事情。我会说:"请你帮帮我吧。"这是让我们在那个情形下成为平等伙伴的另一种方式。我有很多机会去帮助她,但她现在意识到她也会对我有帮助,因此我在互动中给了她一些社交"资本",让她感觉到她是一个与我平等的贡献者。事实证明,这对她的自我价值感、乐观的感受以及她的心理韧性都非常重要。因为她也帮到我了!

研究人员还探究了患者其他形式的创造性。许多研究人员指出,参加那些鼓励创造性表达的项目会给他们提供更多的进行互动和交流的机会。那些增加的机会的积极效应也被他们的照料伙伴感受到了。

近期发展出的一种有关创造性的干预手段是伊丽莎白·洛肯在俄亥俄州迈阿密大学牛津分校的斯克里普斯老年医学

中心创立的艺术项目,名称是"通过艺术打开心扉"(Opening Minds Through Art,OMA)。OMA 项目是一个两代人参与的艺术项目,参与者不会面临失败的问题。这个项目为期 12 周,每周有 60 分钟的艺术创作时段。每个被诊断出患有痴呆的人都跟一名受过专业培训的学生志愿者搭档,志愿者提供协助和鼓励,但既不完成艺术作品,也不替他们做美学上的决定。艺术项目一般都是抽象的和非写实类的艺术,用到的材料有米纸、染料、墨水,以及气泡纸,用到的绘画技巧包括使用画笔、吸管或滚筒。这个项目的参与者根据俄罗斯抽象画家瓦西里·康定斯基(Wassily Kandinsky)和美国抽象表现主义艺术家贾斯珀·约翰斯(Jasper Johns)的作品创作了绘画。他们还用撕碎的卫生纸创作了风景画,用水彩和模仿深海动植物的网眼布创作了描绘"深海"环境的拼贴画。OMA 项目的参与者中,有一些成员来自俄亥俄州梅森城锡达乡村退休社区,他们还给瓷砖上釉。这个项目最后还把作品放在当地的一个画廊做了公开展出,由此给那些作品带来了众多积极的关注,还加强了参与者的成就感、自我价值感和被他人欣赏的感受。

OMA 项目不同于成人日间照料中心或护理院提供的传统的结构化或娱乐性活动,后两者的目的是改善所谓的有问题的行为。OMA 项目显然完全不同于让人们"在线里面"涂色,做小儿科般的"剪切和粘贴"活动,或用手工类材料做一些他们被告知去做的东西。相反,OMA 项目或同类的其他项目旨在提高参与者和他们的照料伙伴的生活质量。为此,OMA 项目关注的是参与者在生活中很重要的精神方面的需求,比如依恋、融入、安慰、占有以及认同等。这些因素对于增强心理韧性来说特别重要。洛肯和她的同事们报告说,跟其他有类似目标的项目比起来,这个项目的参与者更加投入,也展示出他们从中获得了更大的快乐。一个可能的原因是 OMA 项目里参与者和志愿者的比例是 1∶1,因此参与者会更集中注意力,参与者和志愿者也因此有机会跟对方发展出紧密的纽带关系。另一个可能的原因是,志愿者非常关注一点,即参与者能感受到对这个艺术项目发展方向的掌控,能在尝试新事物的过程中获得自信,愿意尝试创造性的冒险,因为在这个项目中没有一个人会做错什么。患者感觉到在他们生活中的很多方面都越来越失去掌控,对于他们来说,这个项目的这一特征尤其重要,因为在选择颜色、质地和设计的过程中,这个项目会鼓励他们独立行动并表达自己的渴望和愿望。同样地,对于那些社会世界变得越来越狭小和感受到孤立的人来说,跟一个有趣的同时也对自己感兴趣的,并且对自己的长处表现出尊重和支持的人建立新的不断发展的关系尤其能让人活跃起来。事实上,这个感觉还是相互的,因为学生志愿者汇报说他们感受到跟患有痴呆的 OMA 项目参与者之间建立了一种真正令人愉悦的工作关系或友谊。

这个项目的积极效应对家庭照料伙伴和职业照料者都是很明显的。例如，韦斯托弗退休社区的一名执业护士说："OMA 项目把我们通常看不到的他们的另一面呈现出来了。"还有伯克利广场社区的一位活动专家说道："它让我们看到了他们能做到的事有多少。"韦斯托弗退休社区一位 99 岁住户的女儿说："我被我母亲做的事惊呆了。"换句话说，那个女儿没想到她母亲有能力做那件事——那我们就得问自己：那个期望值一开始是从哪儿来的？那个期望值在那个女儿如何对待她母亲方面会有什么影响？在她母亲的社会世界里还有多少人有同样的期望值？这又会有什么影响？显然，OMA 项目的志愿者没有这种受限的期望值，因此他们的工作也更加有效。

OMA 项目对患者自我意识和心理韧性会有积极作用吗？

OMA 项目的另外一个元素是将患者定位为朋友或导师——让他们有机会用生活经历中积累的智慧去影响别人，因此他们和学生志愿者之间的关系就变成了真正意义上的互惠互助关系,这正是与心理韧性相关的另一个因素。有机会帮助别人,由此赋予生活以意义,并且能感受和表达自主意识(就像在创造艺术作品时那样),这对于患者来说是极其重要的,而OMA 项目极好地提供了这两个要素。

一项对 OMA 项目的更深入的研究还发现了另外一个重要结果。山下、金尼和洛肯对两组学生的态度进行了比较,其中一组上了老年医学课程并且完成了 OMA 项目的服务学习部分,而另外一组只是上了老年医学课程而没有参加 OMA 项目的服务学习部分。参加了 OMA 项目学习的学生跟没参加OMA 项目学习的学生比起来,前者对老人的态度要积极很多。事实上,后面一组学生跟患者一起工作时,其积极性要明显低很多。从某种意义上说,以真诚的态度跟患者一起真正工作,包含:(1)强调合作;(2)牢记患者的自我意识至关重要;(3)允许互相学习、交谈,并及时分享想法和看法,这些都能改善年轻人对患者的态度。我们同样有理由相信这种类型的项目对年长一些的成人也有类似的效果。

这种真诚的关系牵涉到关注患者的长处(正面的自我 2 属性)以及帮助他们构建有价值的自我 3 角色。二者都有助于消除对于所有痴呆的深刻的负面刻板印象和污名化的影响,由此能增强这些患者的心理韧性。

有没有其他证据表明协作式的工作能减少污名化？

哈里斯（Harris）和卡波雷拉（Caporella）于 2014 年在他们对跨代合唱团的价值的研究中得到了类似的结果，合唱团由学生、被诊断出患有阿尔茨海默病和其他轻度认知障碍的人，以及他们的照料伙伴组成。为了增加所有参与者之间的互动，在排练时整个团坐成一圈，这样每个人都能看到其他每一个人。每个学生都跟一个患者或者他的照料伙伴配对。排练之前预留了时间用于打招呼、交谈以及做拉伸运动，以便预热起来。这让参与者在 8 周的研究期间能更好地了解彼此，这样能让他们首先被看作人，而不只是被看作诸如"老年人"或"阿尔茨海默病患者"之类的特定人群。音乐的选择标准是保证对每个参与者都有吸引力，包括披头士和詹姆斯·泰勒的歌，也有民谣音乐，比如《我们将超越自己》。通过跟患者和他们的照料伙伴协作的经历，学生们对阿尔茨海默病和患者的理解大大加深了。一名学生说：

　　我了解到患有阿尔茨海默病的人跟其他人其实没什么不同……这次经历改变了我理解患有阿尔茨海默病的人的方式，他们可以跟任何其他人一样有趣

和活跃。这次经历让我把他们患有阿尔茨海默病的
事实放在一边，像对待其他老人一样平等地对待
他们。

除此之外，学生们跟患有阿尔茨海默病的人在一起时也变
得越来越自在了：

> 跟我配对的那位女士让我想起了我的祖母。起
> 先我有点紧张，怕她在后面几周的练习中不记得我
> 了，说实话，我不确定她到底记不记得。但每周她都
> 坐在我旁边，像对着老朋友一般跟我交谈。这让我经
> 常忘掉了把我们划分开的年龄差距和疾病。我把她
> 当成朋友了。

对患有阿尔茨海默病的人拥有的长处的理解的加深有助
于学生们去超越对这种疾病的负面感受，并且会更深层次地欣
赏那个"被疾病占据的人"。一名学生说：

> 尽管我得很难过地承认，我以前感觉我的祖母
> （患有阿尔茨海默病）并没有"真的在那儿"。现在，我
> 看到尽管她患有阿尔茨海默病，她仍然是我的祖母。
> 我们需要超越那个疾病，记住那个仍然在那儿的人。

尽管在那项研究开始之前,12名学生里只有3名学生说他们会很自在地花一个下午的时间跟一个患有阿尔茨海默病的人和他的照料伙伴待在一起,但在研究结束时,12名学生全都说自己这样做很自在。

患者和照料伙伴对参加跨代合唱团活动有何反应?

对所有参与者来说,这次经历都是积极的,并且大大减少了患者感受到的社会隔离。一名患者说:"我喜欢遇见新人,特别是年轻人。他们充满了活力。我们通常没有机会跟这么多年轻人待在一起,我们见到的都是老年人。"另外一名患者说:"我们都需要彼此。听听每个人的故事并且一起唱歌让我感觉没那么孤独。"所以年轻人和老年人、患者和照料伙伴,都在追求一个共同的、愉快的目标的过程中走得越来越近,他们的快乐是如此之多,因而他们都会在排练开始前来得越来越早,而且结束后离开的时间越来越晚。有一些先前不认识的伙伴甚至开始共进晚餐了。很显然,一个强大的、有活力的社区建立起来了,同样的和睦感受在公演中也非常明显地展现出来了,230名观众热情鼓掌,并两次起立欢呼。在演出后甚至还有一个庆功派对。晚上6点,在派对正式结束后,没有一个人愿意离开,大家又多待了一个小时,有些人还交换了电子邮箱地址,并计划在后面几周共进晚餐。

尽管哈里斯和卡波雷拉的研究涉及的人数不多,但它仍然强烈地暗示,这项研究对于其他人有很多可以借鉴的地方。比如,很显然,这次经历对所有参与者在如下这些重要的方面都是有益的:

(1)它减少了患者和他们的照料伙伴的社会隔离。

(2)它增加了学生对患者拥有的很多长处的欣赏,由此帮助他们建立亲密关系。

(3)由此得来的学生的配合,让患者构建健康的、有价值的自我3角色成为可能。也就是说,患者的角色不仅仅是一个"阿尔茨海默病患者"。

原则上,这些都有助于增强患者以及他们的照料伙伴的心理韧性。因此,创造性地组织跨代合唱团这种活动对所有相关的人都是有益的,无关乎他们的年龄和健康状态。事实上,它加强了每个人的自我认同感和对彼此的欣赏。

至此,我们看到了患有阿尔茨海默病的人可以从运用他们的创造性并欣赏别人的创造性的经历中受益,包括舞蹈、唱歌

和绘画等创作形式。所以,这引出的问题是其他的艺术类项目
是不是对患者也有益呢?

其他的艺术类项目对患者也有益吗?

是的,确实如此。

凯西·卡恩-丹尼斯(Kathy Kahn-Dennis)于 2002 年探究
了艺术类项目对三个被诊断出患有痴呆的人(其中两人患有阿
尔茨海默病)的有效性,她们每个人都跟同一位艺术治疗师合
作。对于她们每个人来说,接触艺术类项目都给她们带来了极
大的满足感。

绘画能给患者带来快乐

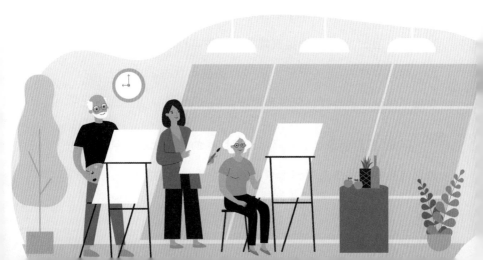

对于当时 82 岁的 T 夫人来说,这是揭示她仍拥有的很多长处和反映她个性的途径。在她画自画像时,她开始讨论她生活中的重要事件。这当然是有意义的,因为当我们变老时,我们会反思自己生活的意义,并且常常是通过讲故事的方式反思。在 2 年的时间里,她画画的能力减退了,她对此发表了评论,表现出她能够基于她对自己过往能力的记忆来评价她自己的作品。当脑损伤的影响变得更严重时,她开始用黏土塑造不同的形状并且从中找到了乐趣。她评论道:"我真的很喜欢做这个。"她还会把她的作品当作礼物送给她亲近的人。

对于 W 夫人来说,从 79 岁开始的 8 年时间里,这一项目不仅使她以描绘自己的痴呆经历的方式去帮助别人弄懂她的观点,也让她能够不依赖言语技巧而做成一些事情,并且同时跟另外一个支持她的人,即艺术治疗师建立了社会关系。

对于 A 夫人来说,这是一种开发她的想象力和幽默感的方式,也是一种和其他人保持联系的方式。尽管她似乎每到第二周就认不出那位艺术治疗师,也想不起自己画过的画,但她在她所住的特别照料中心的艺术治疗小组得到了别人的认同。在那家特别照料中心,她比任何人都画得多,当被问及"你喜欢绘画的哪些方面?"时,她回答道:"做这件事本身就挺好。我喜欢感受到它是我的一部分。"

2003 年,安妮·巴斯廷(Anne Basting)探究了当患有痴呆的人的想象力被以各种方式调动起来时,他们身上展现的长处。"时光流逝"是一个成功的项目,它采取的是一种即兴讲故事的创造性表达的形式,通过全体小组成员即兴编故事的方式调动大家的想象力。这也是另外一种人们不可能说"错"话的方式,并且照料伙伴和患者都是平等地参与其中。因此,人们的长处如幽默感等被调动起来,并且他们会感受到一种成就感。这些体验聚在一起能够让人产生乐观的感受,并且所有这些体验都是有助于形成心理韧性的。

2009 年,弗里奇(Fritsch)和他的同事们研究了对被诊断出患有痴呆并住在护理院的人参与"时光流逝"项目的效果。他们发现该项目不仅增加了这些患者之间的交流,而且对员工对于患者的看法也有非常积极的影响。参加了那个项目的员工对患者产生负面看法的可能性降低了很多,并跟患者有更多的互动,而且跟参加"时光流逝"项目之前比起来,员工跟患者之间的眼神交流也多了很多。当员工和患者一起参加创造性的活动的时候,员工以先前没有过的方式看到了患者的长处,由此更深层次地欣赏患者并且更积极地与患者互动,这就提高了患者和他们的照料伙伴的生活质量。

当患者参加一些开发他们的创造性的活动时,会减少他们感到窘迫和难堪的机会,并且在活跃的互动中他们的长处会被展示出来,并被他人欣赏,因此收获颇多。每一位参与者的心理韧性都会得到增强,并且那些患者的自我意识会得到加强。当患者长期住在护理院时,所有的这些积极效应就显得尤其重要,这是第6章将要讨论的话题之一。

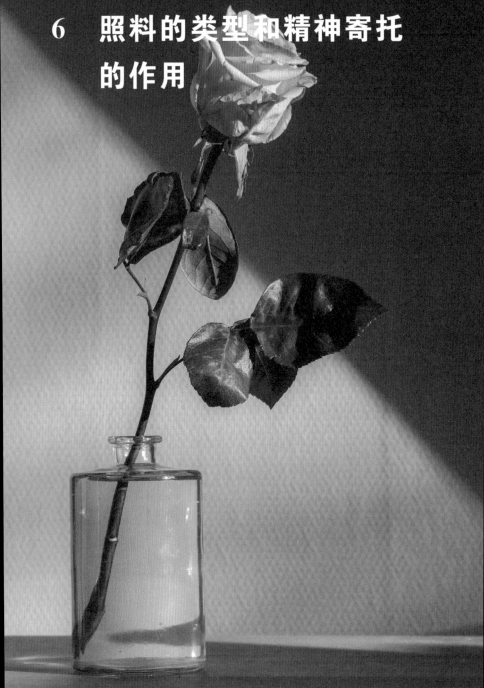

6 照料的类型和精神寄托的作用

人们对于阿尔茨海默病的强烈的污名化和深刻的负面刻板印象，可能会导致患者及其照料伙伴产生不必要的恐惧、窘迫、愤怒和抑郁的情绪。提供教育以及不受污名化和负面刻板印象所影响的支持性照料是至关重要的。即使有某种药物能中断患者的阿尔茨海默病发展进程，并且防止它在其他所有人身上出现，但世界上仍有数千万人因为患有阿尔茨海默病而有不可逆转的脑损伤，还有更多受影响的人是他们的家庭或职业照料伙伴。因此提供开明的、支持性的照料是至关重要的，而照料方式跟需要照料的人是如何被看待的这两者之间密切相关。

我们也许会把那些患者主要看作有数十年生活经历的人，尽管疾病导致了一些问题，但他们仍然有独特的性情、生活方式、信念和愿望，这些已经与他们融为一体，并不会因为阿尔茨海默病导致的脑损伤而被完全抹去。同样，我们也许会把他们看成一直竭尽所能尝试跟我们交流的人，是值得保留那些他们作为成人一直拥有的权利和能力的人，直到他们明显不再拥有做某事（比如驾驶）所需要的能力的时候。

与此相反，他们也许只被当作患者来看待，正如由他们的诊断结果所定义的，他们的行为越来越不正常，他们完全受控于疾病的病理症状，他们越来越糊涂和不理性，他们需要用药物来"管理"他们的症状。事实上,就像下面这些书名所暗示的那样,人们的确是以这种方式来看待患有阿尔茨海默病的人的:《慢慢死去:一个女儿的回忆录》《她的母亲,和那个被称作阿尔茨海默病的野兽》《爱恋一个患有重度阿尔茨海默病的男人的奇特寡妇》。在这些例子中,他人眼中的他们退化得如此严重,进而他们被认为不值得保留那些患病之前拥有的权利和能力,包括被以基本礼仪相待的权利,以及家人在做很多决策时(即使有些决策牵涉到他们)征询他们意见的权利。

遗憾的是,上述的两种看法中,后者在某种程度上仍是主流的,甚至包括那些尽最大努力帮助他们的人也持这种看法。但是,我们正在朝着对患有阿尔茨海默病的人进行全面理解的方向前进,通过讲述他们的故事,分析他们一直以来的为人之道,并基于他们的人生经历欣赏他们和他们现在的状态。

什么是全面理解?

一个生动的例子是丽贝卡·米德(Rebecca Mead)于 2013 年所描述的弗雷德里克·C. 海斯(Frederick C. Hayes)的案例。海斯是一位上过战场的老兵,并且是退休的出庭律师。他 80 岁出头,被诊断出患有阿尔茨海默病,住在一家长期护理院里。他的一位老朋友说,他在成年生活的绝大部分时间里都有着强势的、好争辩的个性,但专业护理人员现在却把他的这一性格特点描绘成"好斗"。他从一家机构转到另一家机构,似乎没有一家机构能有效地应对他的激进行为。即使好几剂抗精神病药氟哌啶醇也帮不上忙。住在一个晚期痴呆照料单元里似乎让他感到极度不适。但是当医生让他用 1 到 10 的级别来评价自己的疼痛程度时,他却说他并没有感到疼痛。但他仍然对护理人员暴力相向,甚至踢他们。在医学角度,这种行为经常被理解为阿尔茨海默病的症状,并被认定为"非理性的敌意"或"好斗",这些症状包含在医护人员所称的痴呆的行为精神症状(behavioral and psychological symptom of dementia, BPSD)里,即这些症状都是阿尔茨海默病导致的脑损伤造成的。但是,正如米德所研究的那样,海斯的这种行为的根源远远比那种简单的解释要复杂得多。

海斯先生的所言所行似乎跟别人如何看待和对待他是有关联的。例如,特纳·阿朗佐(Tena Alonzo)女士是亚利桑那州菲尼克斯城的一个退休社区——八福园区的教育和研究主管,当她遇见海斯先生时,他们两人之间发生的事就截然不同了。阿朗佐女士没有把被诊断出患有阿尔茨海默病的人看作"阿尔茨海默病患者",而是"思维有困难的人",他们的行为是一种交流的方式，即使一开始没有被这样认为。从某种意义上说，她的想法跟康托斯的类似（他的工作在第 4 章中讨论过），后者呼吁大家关注人们通过肢体动作表达自己想法的重要方式，也反映了"采取意向性立场"（见第 4 章）这种行为。所以，鉴于这种看待患者的方式，阿朗佐女士注意到海斯先生脸上痛苦的表情，以及当他躺在床上时如何呻吟和扭动的情形。阿朗佐女士假定他感到疼痛，并且感到他能够听懂她说的话，她以非焦虑状态接近他，并轻声告诉他愿意为他提供帮助。她接着问他是不是哪儿受伤了，并且在他的身体上轻轻地移动她的手。她一边这么做，一边对着每一个她触碰到的地方问道："你是这儿痛吗？"当她碰到他的胃部时，他停止呻吟，并说："我这儿痛得厉害。"在给海斯先生服用了镇痛药之后，他变得很愿意说话，并且不再有激进的行为。

当我们了解了这些情况后，再去思考海斯先生以前的行为时，我们便能理解到底发生了什么。因为阿尔茨海默病导致的脑损伤，他无法告诉别人他的胃痛得很厉害。为什么他无法告知医生他无法从 1 到 10 分级评估他的疼痛？也许他痛得如此厉害，以至于他无法去思考用一个数字级别去描述他的疼痛程度，甚至并不懂得那个问题的要点。也许他根本不愿意搭理这些人，因为他们的做法只会增加他的不适。当护理人员为了帮他换衣服而移动他的身体时，或者触碰的地方不对时，疼痛感会加强。因为无法用言语指出他们所做的事给他带来了更强的疼痛感，同时为了阻止导致他疼痛的行为，他只能猛击或用脚踢那些挪动他身体的人。与此同时，那些不经意地导致他疼痛的护理人员却无法理解这些行为背后的意图。因为从生物医学的角度来说，阿尔茨海默病能够导致"非理性的敌意"和"好斗"，于是护理人员假定他的行为是那些病理症状，而不是他们所做的任何事情导致的。也就是说，他们假定他的激进行为是痴呆的行为精神症状的范例。

这个情形证明了阿朗佐女士所说的，也是很多研究人员和从业者一直在说的："所有的行为都是交流"（参看第 4 章关于"采取意向性立场"的讨论），因此对于这些研究人员和从业者来说，阿尔茨海默病的行为精神症状有着跟医学上的解释完全不同的意义。我们把它看作"痛苦的行为和精神迹象"，意识到患有阿尔茨海默病的人经常处于痛苦状态，也许会用言语以外的方式表达他们的痛苦。海斯先生因为他感受到却又无法控制的疼痛而极度痛苦。当患有阿尔茨海默病的人有找词困难时，他们会越来越多地依赖于其他方式。因此，一个人的行为方式可能是在表达他们的痛苦和不舒服、对环境状况的厌恶或者对社会接触和其他刺激的需求，如果将这些行为看作交流方式而不是病理症状,那么这些行为都是可以提供有用信息的。近些年,很多人都在倡导把这个想法应用到各种照料场所。这也引出了我们在下面几节要讨论的一系列问题。

照料的方式有哪些?

对于患者来说,根据他们的需求和能力的不同,可以采用很多不同类型的照料方式。对于那些仍住在自己家里或亲戚家里的人来说,除了第 5 章提到的各个项目,也有每周一次或两周一次会面的互助小组,或患者每周可以去成人日间照料中心两次以上。成人日间照料中心会组织社会交流以及有激励性的项目或活动,这些项目或活动能够减轻很多人在接受诊断以后感受到的社会隔离,也让照料伙伴不必完全陷于照料事务,进而有空打理家里的事务,或有点空闲时间让自己享受一下生活,而不用整天担心他们亲人的安全和健康。对于家庭和配偶照料伙伴来说,也应有相应的互助小组,很多都可以通过联系阿尔茨海默病协会的本地分会或其他协会之类的组织找到这样的互助小组。

患者以及他们的照料伙伴在互助小组里开展的活动是非常重要的,就像我们在第 5 章里看到的比尔和他妻子的情形那样,因为每个人对阿尔茨海默病会有不同的感受,从而会做出不同的反应,也会对别人对待他的方式有不同的回应方式。患者和他们的照料伙伴可以通过参加互助小组学到很多,但归根结底很重要的是,每一对夫妇,乃至每一个家庭都要懂得阿尔茨海默病对他们意味着什么——这里包含功能障碍的部分,但同样非常重要的是,也包含患者仍然保留完好的长处。这就是我们为什么要了解另外两种类型的照料方式:以人为中心的照料方式和以关系为中心的照料方式。

什么是以人为中心的照料方式?

一般来说,以人为中心的照料方式是完全不同于对患者采用"一刀切"的照料方式的,它可以由家庭成员提供,也可以由协助生活场所和长期照料住所的员工提供。它首先关注的是患者的长处。更进一步,它试图通过让家庭将独立性最大化,让大家清楚地意识到患者拥有的长处,并且在跟亲人的互动中利用好这些长处。因此,这种方式能够帮助患者感到有能力、有价值、有社会自信心。也就是说,要支持患者的自我价值感,他们的自尊有着至高无上的重要性,特别是考虑到诊断结果所牵涉的极其糟糕的羞耻感——患者在确诊之前很多年就可能已经意识到羞耻感了。

以人为中心的照料方式的基石是，一个患有阿尔茨海默病的人，不管他是谁的配偶、父母、兄弟姐妹或朋友，他都应该得到关爱、尊重和支持，因为他的能力是远远超越他回想起某天晚餐吃了什么或某个亲戚的名字，或正确使用餐具的能力的。事实上，我们不应该把一个人回想这类事情的能力当作"试金石"去检验那个人的价值或知识水平，或感受伤害、窘迫、羞耻的能力。此外，阿尔茨海默病对一个人的影响不应仅限于作为诊断依据的某些功能障碍，还应包括那个人对功能障碍的反应，对其他人行为的反应，患者的个性，以及他的人生经历和人际关系网络。所有这些在以人为中心的照料方式中都要考虑到，现实中的有些例子是有启发性的。

在日常生活中如何体现以人为中心的照料方式？

有一些配偶照料伙伴也许感觉到，需要去接管以前由他们夫妻双方共同分担的种种事务。以人为中心的照料方式的建议做法是，如果让患者参与一些决策，特别是那些一直是他们共同生活的一部分的日常事务，对两个人来说都是非常有益的。对于患轻中度痴呆的人来说尤其如此，甚至对有些患重度痴呆的人也一样是有益的，但这取决于要解决的事务的情况。一些患者会直接指出他们感觉到自己被排除在事务之外了。

例如，一对夫妇要去一家计算机商店处理事务，在进入商店之前，丈夫（被诊断出患有阿尔茨海默病）告诉他的妻子，他想亲自告诉服务人员他们的计算机出了什么问题。他对自己被排除在很多决策和家庭内部事务之外感到很不高兴，因为他的妻子将过去他做的很多事情接管过去了，而他不想继续有那种感受。显然，他对她所做的事形成了记忆，并且能够提取那个记忆，将其应用到此处谈到的场景中，由此展现出他对此情况并没有记忆功能障碍。因此，对他来说，掌管这件事情对他的自我价值感是重要的，尽管在他们遇见服务人员之前，他的妻子还得提醒他该说什么。他需要向他自己和他的妻子展现出他仍然能够做那些以前他轻松搞定的事情。另外，他还得以正面形象向服务人员展示自己。他表现出了自尊心，并且努力保持自尊。这个人言语清晰地表达了他想从他的妻子那儿得到什么，但并非每个患者都能够如此清晰、坦诚、平静地表达他的需求。有的人也许会憎恨配偶或成年子女掌控了决策权和处理其他事务的权利，但他却选择什么都不说出来，直到这类事件发生了很多很多次以后，以怒火迸发的形式显露出来。这种反应的方式很可能跟他以前的反应方式一致，由此展现了一个人的个性能够在确诊以后很长时间都保持完整。当然，这种观点也有例外，例如一个人的脑损伤包含额叶部分的损伤，而这部分参与了一个人"编辑"或抑制思维的能力。在这种情形下，一个人可能会口出污言,尽管他在过去是讲究谦恭礼貌的人。

另外一个在日常生活中以人为中心的照料方式的例子是关乎 B 博士和 B 夫人的(见第 3 章)。B 博士一直负责填写那些支付家庭开销的支票。到了一定的阶段,数年前就被诊断出患有阿尔茨海默病的他不能再管理支票本了。B 夫人并没有接管这项事务的全过程,而是继续让她的丈夫在她写好的支票上签名。她继续跟他解释每一张他签字的支票是支付了哪份账单。通过这种方式,他仍能够参与那些一直是他操办的事务,而不是感到在"家庭事务"中被完全排除在外。

这种互动反映了以人为中心的照料方式的核心之一——协作,并且还包含了另外一个核心——确认,就是承认另一个人的感受和情感并做出反应。通过这种方式,我们看到人们之间的伙伴关系是如何保持的,从而使双方的情感保持健康。当这种人与人之间的关系没有机会良性发展时,这对双方都可能是不利的。例如,K 夫人被诊断出患有阿尔茨海默病,她的配偶 K 先生把她以前处理的大部分事务逐渐接管过去。他解释说,他之所以这么做,是害怕她做不好他让她做的事情,他想"保护"她,不让她感受到失败(并且也可能在保护他自己不去经历不得不看到她失败的场景)。因此,我们能理解他所做的这些都是出于善意的、爱护的原因。他接管过去的事情包括,用餐之前布置好桌子，烧菜做饭，在早上他们出门前帮她选要穿的衣服，甚至帮她化妆。但是从她在成人日间照料中心的行动能清楚地看出，她是能够布置桌子的，因为她经常在午餐开始之前帮助护理人员做这些事。K 先生谈论到她"偷带"了一些化妆品到成人日间照料中心。他之所以知道这些，是因为她在成人日间照料中心时把化妆品涂在脸上了，由此掩盖他在给她化妆时没能掩盖好的瑕疵。他更进一步陈述说，她化妆的水平比他高很多，这是理所当然的，因为他在这方面并没有太多的实践经验，而她的这一技能保持得极好。我跟他谈到，也许放手让他妻子做那些她仍然能够做到的事情是个好主意，因为这样会把他从一些他没有必要自己承担下来的事情中解放出来，而那些事情都加大了他的压力和疲惫感。他马上就爽快地同意了。当然，他做所有那些事情的动机是可以理解的。他是在试图尽最大可能支持他的妻子，但没有意识到放手让他妻子做那些她仍然能够做到的所有事情也许是支持她的最好的方式。毕竟，在过去几十年里，他的妻子一直是自己化妆，一直是在出门之前自己挑选她要穿的衣服（她一直穿得很漂亮而且得体），所以让她继续这么做认可了她曾经是而且现在仍然是一位干练的成年女士。还有，这也会让她感觉到自己在很重要的方面能独立行事，由此增加她的自我价值感，并同时消除让她感觉抑郁和累赘的一个原因。

　　这种协作方式还有另外一些方面对两类照料伙伴都是有价值的。其一是前面那个例子中牵涉到的主导感。主导感指的是一个人掌控行动及其后果的感觉,它的益处包括做出选择和对行动有清楚的责任。实例表明,人们在衰老时仍然保持主导感,这对身体和精神都有积极影响,并且对于那些住在护理院的人来说,在整体生活质量上也有积极效应。与此相反,兰格和罗丁发现主导感的弱化与健康的恶化和对生活质量的负面效应有关联。因此我们有理由相信,当患有阿尔茨海默病的人有机会跟他们的照料伙伴协作,对事务做出决定,并且有他们自己的责任的时候,他们的主导感会在很多方面产生积极效应。跟主导感相关联的还有在生活中有目标的感受,比如参与家庭事务的方方面面,包括在日常生活事务中承担一些责任,例如,支付账单时在支票上签字(B博士)、布置餐桌、自己化妆以及自己挑选要穿的衣服(K夫人)。

　　有趣的是,在博伊尔(Boyle)等人2012年的研究中,生活的目标在帮助保持更好的认知功能方面是一个重要的因素,即使是在脑损伤较严重的阿尔茨海默病阶段也是如此。这些研究人员发现有更高的生活目标的人,尽管阿尔茨海默病导致的脑损伤随着时间推移越来越严重(在不同脑区每立方毫米有更多的β淀粉样斑块和更密集的神经纤维τ蛋白缠结),但依据每年进行的 21 项标准测验的评价,他们的认知能力并没有同步降低。也就是说,不论生活中的目标涉及什么事情,比如通过某种方式让一个人以能动的、积极主导的方式来对待这件事情,都能够促进其产生自我价值感,因为一个人既为他人也为自己做好事时,对大脑功能是有积极影响的。换句话说,尽管这些人的脑损伤很严重,但他们能更好地利用那些仍然保持健康的脑组织。如果他们没有那么高的生活目标,这将是不可能办到的。其原因也许有很多,其中一个观点是当我们以复杂的方式生活时(有目标是一种非常复杂的心理活动,就像学习和能够帮助别人那样),也许会对脑组织产生一种效应,使得神经元之间形成更多的联系,这就形成了突触和认知储备。跟没有复杂性突触比起来,脑部神经元之间突触的数量和复杂性的增加,就有可能允许脑部执行更复杂的功能。因此,通过运用大脑去以复杂的方式生活而形成更复杂的突触,也许可以看作是产生了一些对大脑具有一定保护性的东西,使大脑可以承受更多的损伤,而不会引发在别的情形下可能产生的糟糕状况。

因此,以人为中心的照料方式能在以下几方面产生极为明显的效果:(1)患者的自我价值感、能力感,以及体现他在漫长的过去建立的对自己和对别人的责任感;(2)脑功能方面,降低脑损伤在进一步加重的过程中对患者的各种各样的思考能力的影响,这已在标准测验中被评测结果所证实。除此之外,人们还发现以人为中心的照料方式还有其他的积极影响。

例如,理查德等人于 2001 年做了相关研究并了解到,在护理院里,当将以人为中心的照料方式应用到跟人们过往的兴趣和现在的能力相关的活动中时,人们的睡眠模式会有所改善:他们白天打盹的时间越来越少了,晚上则睡得更踏实了。也就是说,当人们做那些他们很享受的事情,而不是做那些他们认为"愚蠢的""低于他们智商的"或完全"无聊的"事情的时候,他们会更加投入,花费更多精力,更长时间保持清醒(因为他们在忙于思考或做着他们发现的很吸引人的事情)。打盹时间减少了,并且晚上睡眠也好了,这些结果其实一点也不意外,我们大多数人也会在无聊和无所事事的时候变得困倦。

此外,以人为中心的照料方式对患有阿尔茨海默病的人的所谓"焦虑"和睡眠模式失调也有积极效应。当住在护理院的人能自由选择他们什么时间进餐,什么时间睡觉,自己选择参与什么活动,以及什么时间上厕所的时候,言语上焦虑的程度会有所下降,护理院的员工也不再那么匆忙,而且能更好地跟患者互动。关于这项研究,我们要记住下面几点:(1)对一些事务有做出选择的自由跟人们大部分时间的生活方式是相似的。

(2)行使选择权是拥有主导感的一个方面,并且我们已经注意到了体验和拥有主导感的益处。(3)当住在护理院的人不被允许选择去做上面所提出的某些事情的时候,这跟他们平时在大部分时间里的生活方式是背道而驰的,剥夺主导感,就是鼓励消极被动。因此,当人们被迫过着极其严格的管控生活、被剥夺了选择权的时候,人们就会在言语上变得越来越焦虑,这是毫不奇怪的。谁会愿意住在一个被告知到吃饭时间了就必须吃饭的地方,而此时你可能并不觉得怎么饿。谁会愿意被告知到睡觉时间了就必须睡觉,而此时你可能并不觉得怎么疲倦。谁又会愿意被告知必须参加一个你没有多大兴趣甚至觉得很无聊的活动。在阿图·葛文德(Atul Gawande)2014年出版的书《最好的告别》里,他非常好地概述了很多声称提供长期照料的地方存在的问题:"我们的老人们只剩下被控制和被监管的机械生活方式,一种为解决无法解决的问题而设计的医学方案,一种安全但毫无他们所关心的事物的生活。"

至于被诊断出患有阿尔茨海默病的人能感受到的自尊的程度,当其他人关注他们的某个正面属性或长处的时候,当他们有机会公开地展现他们的长处的时候,他们更有可能保持自我价值感,并同时最大限度地减少焦虑、悲痛和愤怒感,以及对他们的亲人和职业照料伙伴的累赘感。这一点都不会让人感到意外。

当患者住在家里或者跟亲人住在一起的时候,他们的家庭照料伙伴是可以采取以人为中心的照料方式的,前提是他们的家庭照料伙伴能意识到患者的长处,并且不会忽视这些长处而接管所有日常生活事务,包括患者能够独立完成的那些事务。但这也确实提出了下面的一个重要问题。

护理院或长期照料住所能否提供以人为中心的照料服务?

根据上面提到的一些研究成果,显然,在护理院和长期照料住所提供以人为中心的照料服务是有可能做到的,但事实上因为一些重要的原因,如在美国,以人为中心的照料方式并不是规定必须提供的照料服务。具体来说,一项历时 1 年多的研究清楚地指出,在构建真正的以人为中心的照料方式时有非常大的困难,即使是在收费非常高的护理院或长期照料住所也是如此。尽管很多长期照料住所宣传他们能够提供这种照料服务,但是以人为中心的照料方式真正所意味的方式与内容,跟某家照料住所是如何具体地实施的,这两者之间可能存在巨大的偏差。当多伊尔(Doyle)和鲁宾斯坦(Rubinstein)于 2013年在一家为患有痴呆的人服务的长期照料住所采访管理员、高级员工和一线助理,并观察展现在他们面前的日常生活时,他们发现不同员工对这种照料方式的理解大相径庭。这可能是在如何定义以人为中心的照料方式,并在长期照料住所一级一级传达下去时出了偏差:管理员和不同的员工对以人为中心的照料方式涉及哪些方面有非常不一样的理解,而且一些监管者对此所发表的看法表明,他们似乎对这种照料方式的含义一点都不清楚。当然,值得赞赏的是,也有少数的护理人员较好地实践了"以人为中心"的理念,他们提供了真正的以人为中心的照料,尽管他们可能根本就不知道这个术语,或者没有想到这本该就是他们的工作方式。

对于家庭来说,学习这种照料方式的相关知识是极其重要的。接下来对不同的照料住所要进行透彻的调查研究,以便评判它们实际上是否真的提供了这种照料服务。在市场宣传时所演示的,与在日常生活中的现实情况可能是有巨大差距的。我们必须询问住所关于日常事务的具体细则,包括个性化的日常生活安排,如用餐、睡觉和早上唤醒等;在参加或不参加活动方面是否让患者自己选择;在选择不同活动方面是否给患者提供自主决定的机会;等等。要注意观察员工是如何称呼住在那儿的人的,这其实是可以表明住在那儿的人是如何被看待和对待的。同样重要的是,要通过经常性回访去观察以人为中心的照料方式是如何实施的。这种调研显然会花费很多时间,所以很多关注老年人照料方式的人建议家庭在亲人需要这种服务之前就早早地做好这类调研。

尽管这听起来任务艰巨,但有证据表明,在长期照料场景中提供极好的以人为中心的照料服务是完全有可能的。前面提到过的亚利桑那州菲尼克斯城的八福园区就是一家这样的住所。它是一家多层级的住所,住在那儿的患者有不同水平的能力,他们入住也是出于不同的目的,从短期康复到长期居住的都有。八福园区的员工在患者的日常生活中融入了好几种前面讨论过的以人为中心的照料方式的特征。比如,没有固定的睡觉时间或起床时间,患者可以自由选择吃饭的时间,尽管在常规时间都有早餐、中餐和晚餐提供。如果一个人在深夜或凌晨想用餐,也会有相应的安排。八福园区的运营似乎更像旅馆,而不是当下那种时常所说的"设施"(非常古怪的名称,有谁会渴望生活在一个"设施"里?)。不同的走廊被刷成不同的、柔和的、令人愉悦和平静的颜色,这跟把所有走廊都刷成同一种颜色比起来,能帮助患者更容易地找到自己的房间。出口被标记上"停止"符号,而不是用刺眼的灯光防止患者推开那些特殊的门。在八福园区完全没有"一刀切"照料模式的影子。我们通常在长期照料"设施"里看到的"一刀切"系统,更多地是为常常超负荷工作的员工着想,而不是为患者着想。在八福园区,当患者看起来很难过或苦恼的时候,员工经常会给他们巧克力或棒棒糖,而且这在很多方面的效果会远远好于用抗抑郁药(比如思瑞康之类昂贵的药物)的效果。在这种情况下,思瑞康其实只是一种化学控制剂,就像制药公司的网站所标明的那样,它还没有被批准用于患有痴呆的人。但它仍然被护理院员工用于控制患者的情绪并让他们保持安静(或者更准确地说,大部分时间在睡觉),这些都是从员工利益的角度出发的。

有一些住在长期照料住所的患有阿尔茨海默病的人花很多时间散步,而且他们通常被描绘成"漫游者",似乎"漫游"也是痴呆的一个症状。但当我们将散步放在一个人的生活经历

甜食能给患者带来快乐

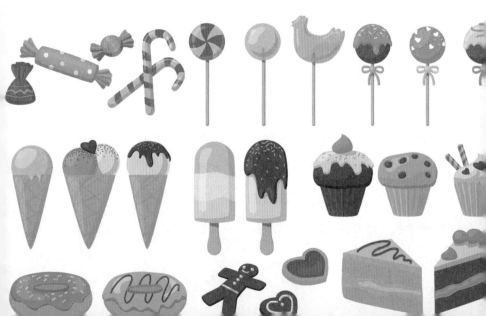

的背景下看待时,可能会出现完全不一样的画面。米德报告了她造访八福园区的时候,听到员工们在讨论一位 80 多岁的优雅女士,这位女士在白天的大部分时间里都在痴呆照料单元的走廊里散步,她会每天散步数小时。在散步数小时之后,从她小心翼翼地走路的姿势来看,她的双脚似乎有痛感。但她一直走路并非是阿尔茨海默病的一种症状,而是她长期职业经历的写照。她在零售业工作,大部分时间都是站着的,在她工作的店里到处走动。她被诊断出患有阿尔茨海默病的事实并没有抹去她通过走路保持活跃的愿望。这么做对她来说显然是有意图的、健康的,而跟"漫无目的地漫游"的说法相去甚远。

米德于 2013 年还报告了另一个以人为中心的照料方式的例子,主人公是一名患者,也是纽约布鲁克林区科布尔山健康中心的一位长期住户。这位患者以前是码头装卸工人,用餐时总是容易愤怒。当员工们听说他作为一家之主总是第一个得到餐品时,他们开始在给别的患者发餐品之前先给他分发,他就再也没有产生暴怒情绪了。这是把个人的人生经历融入照料系统中的一个极好的例子。如果不知道这位患者的过往,很容易就会把他的暴怒解释为阿尔茨海默病导致的"非理性的敌意"的表现,并寻求药物干预的方法去让他平静下来。因此重要的是,每个人都要了解他们从哪个视角去帮助别人,即弄清楚他们是在为谁提供照料服务。当然,员工可以理直气壮地说,这位患者应该知道长期照料住所不是他以前的家,其他患者也不是他的家人,他之前被服务的老"规矩"在这个场景中并不适用。更进一步,人们还可以说他因为导致阿尔茨海默病的脑损伤而弄不清现状。这两种说法都可能是对的,但我们现在又能做什么呢?我们该怎么对待他?给他服用镇静药吗?把他跟其他人隔离开吗?从效率和代价(金钱上和情感上)以及他的社会生活的角度来看,最好的方式似乎是理解他的过去,最先给他餐品,以此消除他的暴怒情绪。

为了找准护理院患者的视角,米德还报告说教育和研究主管阿朗佐女士鼓励员工去体验患者在护理院所经历的情景。因此,员工们用汤勺往彼此的嘴里喂食、互相帮忙刷牙等,以便能与每天要面对的患者共情。员工们甚至像大多数护理院的患者那样穿上成人尿不湿,因此感受到不得不坐在湿的尿不湿上的极度不舒适感,而这正是很多护理院患者在等待员工来帮助他们处理的时候所经历的真实场景。因此,员工们决定让大部分患者不穿尿不湿,并在餐后马上带患者去厕所。照料双方便都更快乐了,并且自此以后,患者的焦虑感也明显降低了。这些练习帮助员工们懂得了住在护理院里的患者的感受,尤其令人钦佩的是员工们做出的反应,他们不再把自己反感的东西强加在别人身上。此处要强调的一点是,员工们并没有假定患者丧失了像在以前的成年生活里那样对这些情形做出反应的能力。

在阿兰娜·塞缪尔斯(Alana Semuels)于 2015 年发表的一篇文章里还有更多的关于以人为中心的照料方式的例子。该文关注构建更好的护理院的挑战和益处,目标是构建更像家而不是医院的地方,更有人情味和人性化而不是毫无生气的地方,并且在不削弱员工提供一流照料服务的能力的前提下,更加注重患者的舒适和快乐。事实上,那些住所越有生气,患者表现出"痴呆的行为精神症状"的次数越少,这进而大大地帮助了员工。

在爱德华兹(Edwards)、麦克唐奈(McDonnell)和默尔(Merl)的工作中有关于不太讲究的自然环境的作用的另一个例子,他们调查了"治疗花园"、中庭对住在一家澳大利亚的集体住所的人的生活质量的影响。那儿有 10 位患者,其中 7 位被诊断出患有阿尔茨海默病,2 位患有不明类型的痴呆,还有 1 位患有混合型痴呆。在 10 位患者中,4 位被诊断出患有重度痴呆,3 位被诊断出患有中度痴呆,另 3 位为轻度痴呆。员工和患者的家人指出,患者能够在户外的一个漂亮的花园里散散步,并且在没有电视的地方享用一个令人惬意的空间(中庭),

这些都极大地提高了他们的生活质量。在中庭建成之前,患者大部分时间只能待在有电视的起居室里。在中庭建成之后,患者都被吸引到那儿去了。定量测验表明,患者整体的抑郁评分降低了10％以上,焦虑评分降低了几乎一半。这些评分以及访谈时的定性测验结果表明,一个能够散步和享受大自然的温暖的环境,对于患有不同程度痴呆的人都有很大的作用。

以人为中心的照料方式和人性化的居住环境对患者有很大的积极影响。同样,我们生活在人群之中,患者跟家庭成员之间也有着密切的关系,当一个人确诊之后,其影响并不仅限于这个人自身,还会牵涉整个家庭。家庭的其他成员如何看待患者以及如何与其互动,这是非常重要的方面,就像专业人士如何看待患者以及如何与其互动一样。因此,我们不由得要问:什么是以关系为中心的照料方式呢?

什么是以关系为中心的照料方式?

要懂得以关系为中心的照料方式的含义,其方式有很多种。诺兰等人于2004年提出了一种令人信服的方式,亚当斯及加德纳等人于2005年则提出了一些具体的应用方法。诺兰等研究人员关注的是照料成为人际关系焦点的可能方式,而亚当斯及加德纳的工作则涉及以三人小组(三个人参与会议或讨论,其中一个是患者)的形式治疗患者的方法。

以关系为中心的照料方式的基石是,将"感觉框架"应用于参与到以关系为中心的照料方式中的每个人:患者、家庭照料伙伴、专业护理人员及志愿者。这些人里的每个人都能感受到如下方面的关系的促进:安全感(感到安全)、连贯性(人们有独特的生平经历,可以用于决定现在和将来的照料方式)、归属感(有互惠互利的关系并且感觉自己是团体的一部分)、目标感(有机会参加有意义的活动,追求有意义的目标,并且行使选择权)、成就感(对自己付出的努力和做出的贡献感到满意),以及重要感(感觉到作为一个有价值的人被认可和看重,并且自己的行动和存在是重要的)。

在这个框架之下,亚当斯和加德纳提出了很多方法去促进三人小组内的交流,以便让患者有机会被人倾听,并感觉到安全,以及感觉到自己是小组讨论的一部分,而不是感到被其他人疏远和忽视。促进交流的行动的例子包括对非言语线索保持敏感,促进患者的平等参与,给患者提供交流机会,促进共同决策,移除交流场所里分散注意力的刺激源。

依此方法,斯文娅·萨克威(Svenja Sachweh)于 2008 年在德国的多语言环境下跟人们一起工作过,并对促进跟患有阿尔茨海默病的人的交流提供了一些重要的建议。例如,因为导致阿尔茨海默病的脑损伤通常会剥夺人们对外语的掌握能力,以及他们长大以后学会的标准母语,跟他们交流最好是不仅用他们的母语,同时也用他们儿时学会的俚语、方言和非正式语言。有关患有重度阿尔茨海默病的人的照料,另外一个反映出以人为中心和以关系为中心的照料方式的例子是,萨克威观察到很多患有重度阿尔茨海默病的人会从字面上理解别人的话,并且在听到隐喻和夸张的表达时会很困惑甚至焦虑,比如,会将句子 We are going to have a shower now. (马上会有一场阵雨。)中的 shower 理解为"淋浴",或者将句子 It's raining cats and dogs. (外面下着倾盆大雨。)中的 cats and dogs 理解为"猫和狗"。她也指出找词困难的问题是如何表现出来的,一个人可能把目标词替换成有类似意义的词(比如说"餐叉"而不是"汤勺"),或者与目标词发音类似的词[比如说 moon(月亮)而不是 spoon(汤勺)]。了解到这些有助于照料伙伴提升照料能力,帮助他们懂得患者在试图表达什么,因此能让交流无间断地、顺畅地进行下去。考虑到交流不只是局限于词语的运用,萨克威建议,照料伙伴可能会发现,使用手势和动作能很好地帮助理解,如果一个人将这些运用得夸张一点,也许还会给大家增添一些笑料。使用手势和动作以及其他非言语行为也被其他研究人员证明是很有帮助的。

我们调查以人为中心的照料方式和以关系为中心的照料方式时发现,当前者能像在八福园区那样很好地实施时,似乎后者也会自然而然地起作用。例如,当员工们考虑到那个码头装卸工人的经历,懂得了他在用餐时暴怒的原因完全不是出于非理性的原因的时候,他们会优先给他提供餐品(以人为中心的照料),并由此使他感到安全,认可了他的独特经历,让他感受到自己是团体的一分子,而且有被重视的感觉。与此同时,员工们对自己的努力有成就感,感觉到他们为他的健康做出了贡献,他们在行动中也找到了目标感,并确信他们的行动是有价值的。总体来说,当我们试图给别人提供"感觉框架"里的元素时,我们也给自己提供了这些可感觉的元素。通常情况下,照料伙伴在给患者赋能的时候,也产生了给自己赋能的效果,不论那个照料伙伴是配偶、兄弟姐妹、成年子女还是专业护理人员。讨论到这里,也就自然地引出了一个问题,如何关爱健康的照料伙伴?

如何关爱健康的照料伙伴?

健康的照料伙伴也需要关爱。如果患者跟亲属住在一起,很显然,基于很多原因,那个亲属会很容易感受到长期的来自心理上和身体上的压力。那些相关的人彼此之间保持着长期的关系,而疾病的介入,不管是什么疾病,除了对当前疾病及其效应的应对之外,还会恶化人与人之间的原有的矛盾和争论。当家庭成员患有阿尔茨海默病时,其伴随的压力和焦虑尤其令人发怵。因此,如果健康的照料伙伴没有做到以下几点,他肯定会感觉筋疲力尽:(1)对阿尔茨海默病充分了解;(2)能够识别和运用患者的认知能力和仍拥有的社交能力,并且让患者参与一些需要他协作的事务;(3)从随时候命的状态中抽出时间来,去融入一个稳固的朋友圈,尤其是对男性照料伙伴而言,他们在给别人提供支持性照料方面的经验通常比女性少很多;(4)组织一个"团队"在日常家庭事务(比如修整草坪等)方面提供帮助。拥有社交生活对健康的照料伙伴是极有价值的。而且社交生活不应仅限于参加互助小组会议,尽管互助小组在许多方面都有重要价值,包括让照料伙伴知道自己并不孤单。同样,当一个人给亲人提供帮助时,有社交生活和跟朋友保持有价值的关系是极其重要的。为了强调照料伙伴"休息"的必要性,研究人员了解到,持续不断的照料会让照料伙伴产生慢性压力,也就是配偶(最为明显)、成年子女或兄弟姐妹为被诊断出患有阿尔茨海默病的亲人接管了几乎所有事务,由此产生的压力会对免疫系统造成严重的负面影响,让照料伙伴越来越容易患病,并且这种影响在照料停止以后还会持续 3 年左右。因此,减轻压力对照料伙伴的心理和身体都有很多益处,即使在他们的照料结束很多年以后也是如此,至关重要的是,照料伙伴要主动把压力减轻到尽可能低的水平。美国的阿尔茨海默病协会以及其他机构,比如全国照料联盟和家庭照料联盟,在这方面都能提供有价值的资源。

照料伙伴能否保持自尊并避免挫败感?

我已经强调过,对于被诊断出患有阿尔茨海默病的人来说,保持自我价值感和自尊是多么重要,但这对于健康的照料伙伴来说也是一样的,而且他们这么做可能会有很大的挑战性。当他们没有太多地了解他们被诊断出患有阿尔茨海默病的亲人仍然拥有的认知能力和社交能力时,他们经常会感受到挫败。比如,他们不懂得如何有效地交流,如何最大限度地利用他们亲人的能力,如何避免触碰到亲人的"弱点"。一位配偶照料伙伴 U 夫人在评论她被诊断出患有阿尔茨海默病的丈夫时,清楚地表达了她的感受:

> 当我意识到我对帮助我丈夫方面了解得如此少时,我很伤心……一个朋友这么描绘我——我像一个苍蝇在找飞出去的路,但我每一次都撞在窗户上,并且窗户是关上的。我会再试试下一扇窗户,再下一

扇。我告诉她，我已经没有窗户可以试了。

事实上，照料伙伴通常认为因为他们没法让所有的事情好转，他们就完全没法把事情做得更好。这种想法显然是错误的，这也是健康照料伙伴必须跨越的最重要的误解障碍之一。

我母亲伊迪萨（Edythe）被诊断出患有血管性痴呆后，我父亲成了全身心投入的照料伙伴。在我对他们的很多次探访中，有一次，我父亲对我说："我只是想让以前的那个伊迪萨回来。"但是很显然，她再也无法完全变回从前的那个她，那个多次轻度中风造成了她的脑损伤，并最终严重到她被诊断出患有血管性痴呆之前的她。所以我不得不告诉他，尽管那是不可能的，他仍然能够利用她拥有的能力，这样他们两个人就可以在现在的情形下做到最好。这让他懂得他仍然有能力去帮助她，让她尽力做到最好，并且这样也会帮助到他自己。因此，他会对她说："我需要你帮助我，以便我能帮到你。"这正是应该经常说的话。因此，健康的照料伙伴获得咨询是非常有帮助的，这被证明有助于推迟患者入住长期照料住所的时间。同样，咨询和教育被发现能够减少照料的一些压力和其他负面效应。照料伙伴了解到的关于他们亲人和他们自己的相关情况，能够预先阻止他们一开始就决定把亲人安排到长期照料住所。

作为照料伙伴，有没有积极的方面？

对于患有阿尔茨海默病的人的照料伙伴，人们常常只重点关注这些照料伙伴身上巨大的压力和过度的劳累，他们潜在的积极方面被长期忽视。通过教育和咨询，一些配偶照料伙伴发现了他们自己非常积极的方面，并且比以前任何时候都更加深刻地意识到他们对配偶的爱有多深。

U 夫人正是这样的例子，在她丈夫被诊断出患有阿尔茨海默病的时候，她大概 80 岁。通过教育和咨询，她认识到，她

照料伙伴仍可以在当下创造美好时光

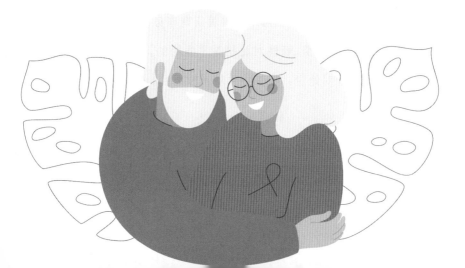

没有如她所期望的那样帮助丈夫。

> 有些时候他憎恨我完全接管他的生活，我也憎恨
> 自己不得不这么做。他还有身体上的问题，我一直担
> 心他会跌倒，所以我不让他做任何事情，即使是把垃
> 圾拿出去扔掉。我原以为大声叫喊会帮助他理解
> 的……

在这方面，她了解到理解她丈夫的想法是极其重要的：他
的成年生活里一直都是他领导别人（他是退休的准将），因为脑
损伤，他被诊断出患有阿尔茨海默病，他对生活的很多方面都
失去了掌控。从他的角度来看，那是一个不得不吞下的又大又
苦的药丸。我向 U 夫人解释说，他的尊严受到了伤害，他需要
在家里帮上一些忙，如果别的事不行的话，哪怕是把垃圾拿出
去扔掉也是有帮助的。而且鉴于他过去的经历，他已习惯了有
目标感的生活方式。在那个她接管所有事务的情形下，他很容
易感到自己是累赘，而他对此是深恶痛绝的。很显然，他需要
安慰，因为他对她说："我知道你从未想过我们的生活会是这个
结局。"

当 U 夫人懂得了她丈夫的想法以后，她能够站在对方的
立场上思考问题，并会以她自己期望被对待的方式去对待他。

她谈道：

> 在实际行动中尊重我的丈夫，这是我的目标。今
> 天早上他说："让我自己穿衣服，这样我就不是你的负
> 担了。"他甚至站在水池那儿帮我刷了一些盘子。他
> 还帮我填税表。我只是找不到足够多的活让他干。
> 还有，他现在可以自己回电话了，当然，以前是我帮他
> 回的。

因为她对她丈夫新的理解和有改善的互动，她的成年孩子
们发现她比以前他们拜访她时平静很多。她不可能解决好所
有问题，她认识和接受这个事实也是极其有帮助的，尤其是考
虑到在她绝大部分成年生活中的个性："我是那种喜欢解决问
题的人，但我想先解决好这个问题，然后去处理下一个需要解
决的问题。但是，当然，我永远不可能解决好我丈夫的问题
了。"她终于懂得尽管她不能让她丈夫完全好起来，但她仍然能
够帮助他们两人尽量多地共度一些美好时光。她还努力尝试
不因她丈夫被诊断出患有阿尔茨海默病的事实而怨恨。她说：
"尽管有时候我仍然怨恨发生在我丈夫身上的事情，但已经不
那么频繁了，并且有些日子我几乎相信这是有原因的。"她接着
说道：

你还向我解释说,他把我推开,转而又会恼火于自己对我不尊重。他还对加在我身上的负担感到难过。所有你所说的都减轻了我对他的憎恨。你是对的,你告诉过我,如果我越了解他的观点,那么我就会越了解他的情况,也就越少感到焦虑,同时越有同理心。

在 U 将军入住护理院以后,U 夫人每天都去探访他,并且在这个过程中开始跟其他患者熟识起来,给他们带来欢乐,同时以非常尊重对方和有活力的方式跟他们互动。她对

学会理解患者的愤怒与焦虑

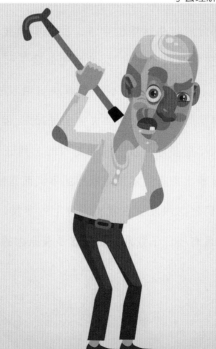

此说道：

> 我还感到我有使命去影响护理院，不论影响有多
> 么小，哪怕仅仅是一个微笑和一句好话都对大部分患
> 者来说是很有意义的。这一切还有一个好处是，我不
> 仅能把这些做法用于我的丈夫，还能用在我遇见的其
> 他人身上。

因此，在帮助她丈夫的过程中，她找到了一个对护理院其
他患者有帮助的方式，并且这对她有深刻的积极影响。

> 就像是我在自己身体里找到了另外一个自己，我
> 喜欢我找到的那个自己，我大部分时间都对自己很满
> 意。哪怕是很小的事情都能给我带来内心的欢乐和
> 脸上的微笑。仅仅让一位患者对我微笑并且让我知
> 道他有一点小情绪，或者让另一位患者跟我说话，或
> 者其他患者对我向他们表示出的兴趣有所反应，这些
> 就像我的精神食粮一样，让我感到快乐和满足。

她接着说：

> 我从我能为患者们所做的事情中得到了那么多
> 的快乐。我只是给 BP 的衬衫上缝了一颗纽扣，他都

会认为我给了他最好的礼物。他一直不停地感谢我，并为他不能为我做点什么而感到难过。他没有意识到的是，他的确是在为我做点什么。你知道当你让别人高兴时，你自己体验到的那种美好的感受吧。在这个疯狂的世界里，还有什么能比这个更好呢？

与此同时，关于 U 夫人跟她丈夫之间的关系，U 夫人有一个意外发现：

> 我一直知道他很爱我，尽管他极少表达出来，我也知道他的事业是排第一位的。但我不知道的是我有多爱他，我愿意为他做什么，这次经历让我明白了这一点。我得好好思索一下这个意外发现。

因此，当她丈夫仍住在家里的时候，在她全身心照料她丈夫的过程中，U 夫人了解到关于他的病情的更多知识，提高了她帮助他的能力，减小了压力，并在这个过程中发现了自己新的积极的方面。在他入住护理院之后，她通过帮助其他患者，发现和利用他们的长处，并给他们带来欢乐而有了更多的积极感受。通过这样做，她发现了自己的一些新的方面，并且她很喜欢这些方面。她发现对别人的付出也会让她自己感到快乐，并且她和她丈夫也一起创造了一些双方都极为满足的、美好甜蜜的时光。用积极的方式帮助她丈夫和其他患者，这提高了她对自己所面临的境况的掌控感，并在她运用"黄金规则"(己所不欲，勿施于人)时提高了她的自我价值感。对于 U 夫人来说，她作为配偶照料伙伴的经历成了她自己继续成长的动力，甚至在她丈夫离世以后还在继续。她开始参加每周的聚会，这是她在几十年的婚姻生活中从未做过的事情，尽管她丈夫生前会参加每周的聚会。她甚至开玩笑说，他一定在笑话她坐在他之前每周聚会时坐的那个座位上。考虑到她的个性，也许并不奇怪她在她的生活中找到了精神寄托，但仍然有下面这个问题：患有阿尔茨海默病的人在生活中有没有精神寄托的问题呢？

患有阿尔茨海默病的人在生活中有没有精神寄托的问题？

考虑到阿尔茨海默病所产生的多样性和深层次挑战，患者会感受到愤怒、憎恨、被误解、被看轻、被蔑视、被照顾，以及他们感觉自己人生中的很多年都被欺骗了，这不足为奇。他们也许会质疑他们人生中大部分时间里都信奉的信仰，他们也许甚至会寻思到底他们做了什么而落得如此下场。人们做出的反应会跟他们自己的个性和人生经历一样,是各不相同的。

莉萨·斯奈德探究了 19 位男士和 9 位女士关于信仰在他们的生活中的位置的陈述,其中 18 位被诊断出患有阿尔茨海默病,1 位患有额颞痴呆。这个小组中有 11 位新教教徒,7 位天主教教徒,3 位不明教派的基督教教徒,3 位犹太教教徒和 3 位佛教教徒。其中一些陈述来自她对患者的访谈,其他则由别的医师收集并整理成文。她发现这些陈述可以按下面这些主题分类:在阿尔茨海默病中找到意义,应对阿尔茨海默病,疾病对信仰的影响,以及疾病对信仰活动或宗教活动的影响。

斯奈德发现,没有任何一种信仰或宗教观点能够给人们提供更多的能力,能使人们在疾病中找到精神上的意义,并应对疾病。事实上,没有证据表明那些有宗教或信仰观点的人,跟那些在生活中没有基于宗教或信仰的活动的人比起来,在应对阿尔茨海默病方面做得好一些。当然,也有一些人指出,尽管他们因为记忆功能障碍或运动功能障碍而不再能参加宗教活动,但他们对生命中信仰维度的感受加深了。一位男士指出,宗教并不是他所需要用来克服阿尔茨海默病的东西;反而,在群山和日落里感受到的大自然的美丽和神秘是他的"宗教"。有些人会质疑:"为什么是我?"而另一些人则不会。有些人会寻思到底什么样的"上帝"会让阿尔茨海默病存在,而另一些人则不会。有些人因为"上帝"没有回答他们对康复的祈求而大失所望,而其他人则因为他们曾经有过的好日子和他们的家庭而加强了他们对所谓的"上帝"的感恩之情,并祈求获得力量去帮助他们面对当前的困难,相信他信仰的"上帝"永远不会抛弃他们。

其他研究人员发现,在被诊断出患有轻度阿尔茨海默病的人中,他们一生的信仰和精神活动未受诊断结果影响而继续保持着。他们把自己的时间投入他们的活动团体、他们的信仰,以及对他们家庭的支持中,并且他们相信,专注当下,每天有希望地生活,而不是遥想未来,也是很重要的。就像有些人相信的那样,这是可以通过放慢速度,以便比过去更好地享受生活的方式实现的,因为阿尔茨海默病迫使人们放慢速度去生活。

因为人们对于他们的疾病及其跟他们的精神生活(或缺乏精神生活)的关系的应对和理解的方式各不相同,这些又一次激励我们去欣赏以人为中心的照料方式的价值,以便尊重每个人的观点和需求,并向他们提供支持性的照料、客观的理解以及非焦虑状态的陪伴。有一些机构为老年人提供精神关爱服务。"澳大利亚有意义的衰老"就是一家这样的机构。该机构通过跟基于信仰的和不基于信仰的机构合作,不论这些机构是慈善类还是私营类机构,致力于在各种照料场景下提供高质量的精神关爱服务。

　　事实上,人们通过精神层面的、非精神层面的以及宗教的方式,继续思考他们的疾病和他们的生活的意义,思考如何最好地应对他们的境况,这本身就揭示了阿尔茨海默病意味着什么,或者不意味着什么。具体来说,一个人也许不能回想起他早餐吃了什么或他孙女的名字,也许不能做简单的数学运算或自己穿衣服,但也许他仍能够谈论他在精神层面的寄托(或不存在这种寄托),阿尔茨海默病对他意味着什么,以及他是如何应对其影响的。这些应该让我们也暂停下来,激励我们更进一步思考阿尔茨海默病的意义。

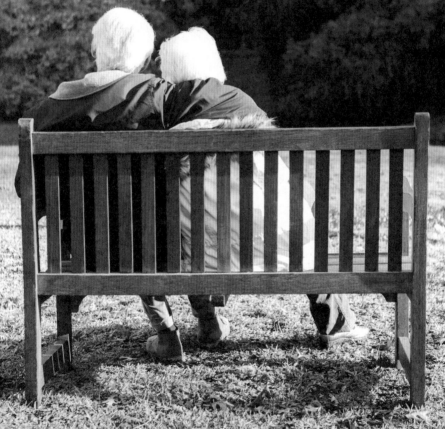

7　结语

当我们的某位亲人或某位我们在工作上试图帮助的人被诊断出患有阿尔茨海默病的时候，我们面前呈现的是一个通常被认为很可怕的以死亡为结局的宿命。但是，我们也可以用完全不一样的方式看待这种情形，就像我们不会把生命本身视为死刑一样（尽管事实上也许是这样的）。尽管阿尔茨海默病会因为它呈现出的机能衰退吓到我们，但其实我们所有人从出生那一刻起就注定是要死亡的，并且只要我们活得足够久，不论我们是否被诊断出患有阿尔茨海默病或其他类型痴呆，我们都注定无法逃脱衰老的过程。尽管如此，我们没有必要整天战战兢兢地活在对衰老和死亡的恐惧中，让它占据我们的思想。反而，我们可以选择活在快乐中，保持冒险和感恩的心态，尤其因为每一天都可能是我们生命中的最后一天。

我们既可以把确诊看成对我们和我们的亲人的巨大挑战，也可以看成机遇。也就是说，我们可以决定对这种情形做出这样的反应：努力工作并慢慢去发现患者的方方面面，事实上，患者也许是一位有着重要长处和令人敬佩的人。我们可以表达我们想要提供帮助的愿望和意愿，以最礼貌的、最有同情心的、最人道的方式跟他相处，以便尽可能地减轻他的绝望感和恐惧感。我们可以试着让他感到安全和被认可，与他一起分享美好时刻，并分享欢笑和眼泪。我们还可以发掘和尊重患者的长处。为了实现这些宏伟目标,我们首先要牢记的是下面有关这个重要问题的答案,这个问题是,患有阿尔茨海默病的人还保留着哪些长处。

患有阿尔茨海默病的人还保留着哪些长处?

患者仍保留着很多他们在以前的生活中拥有的长处和能力。例如他们:

(1)能够形成新的记忆,即使这些记忆不能够被很具体地回想起(正如前面讨论过的,记住并不仅限于回想,内隐记忆仍能正常工作);

(2)对他人的情绪和脆弱性很敏感;

(3)能感受到窘迫和受蔑视;

(4)能努力保持自尊和尊严;

(5)能感受和表达对他人的友爱与感激之情;

(6)能领会并渴望别人的友爱和认可;

(7)希望不成为亲人的负担;

(8)需要安慰和同情;

(9)能展现和欣赏幽默感,以及其他有价值的情感;

(10)能准确评判社交情形;

（11）会感到孤独和绝望；

（12）仍然拥有精神寄托和信仰；

（13）能产生有意义的想法，即使没有用言语表达出来；

（14）需要别人欣赏他们的优点，忘掉他们的弱点；

（15）在被忽视或被当作无足轻重的人对待时，感到受伤害；

（16）能够在社会场景中以有目的和有意义的方式行动；

（17）能做出调整去弥补脑损伤带来的问题；

（18）能识别并记住那些试图理解、试图交流，并表现出友善的人们的好意；

（19）当自己不焦虑，并且确信对方在认真听的时候，能清晰地表达；

（20）能够独立行动并有选择权；

（21）受益于别人的客观看法和非焦虑状态；

（22）有目标；

（23）能被倾听和被听见；

（24）在很多方面可以保留自我意识；

（25）能够用言语交流，也能够在言语不顺畅时用动作交流；

（26）能够通过艺术、音乐和舞蹈创造性地表达自己，并从中受益；

(27)能够体验到满足感。

对于未患阿尔茨海默病的人,包括健康的照料伙伴来说,以上这些指标也都是适用的。那么,完全可以这么说,患者跟健康的人之间的共性多于他们的相异之处。他们展示出这些共性的方式可能有所不同,但共性仍然是存在的。但与此同时,也存在那些明显的、令人不安的差别,那些导致阿尔茨海默病诊断结果的功能障碍,在某种程度上也是十分显而易见的。

我们如何用对所有相关的人都有效的方式应对上述差异?

当亲人,尤其是父母或配偶,表现出身体和心理缺陷的迹象或功能障碍的迹象的时候,这些迹象可能让人感觉到凶险、苦恼和害怕,特别是如果那个人一直是我们的"定海神针"——他是在我们的生活中从未间断地给予我们爱和支持的那个人。所以,当亲人反复问一些已经被回答过的问题的时候,想给故去的父母送礼物的时候,乱叠浴巾并把它们放在不该放的地方的时候,在厨房煤气灶该关掉却一直开着的时候,在寒冷的冬夜被发现赤身裸体地站在厨房里的时候,我们可能会感到极其难过,并且同时感觉失去了控制,因为我们无力让这些问题消失,我们极度希望这些问题不要发生在我们爱的人身上。或者,也许当这些问题发生在跟我们关系紧张的父母或配偶身上时,肯定也会以其他方式让情况变得极其复杂。所有这些感受可能会伴随"这不公平"的想法,我们想在悲伤的、危险的、沮丧的痛苦中尖声喊叫。我们希望这一切都能停止。不幸的是,我们经常朝着那个患者尖声喊叫——因为我们不想这些问题发生在他们和我们自己身上,要是他们能够停止重复提问,要是他们在我们问"你早上吃了什么?"时正确回答我们,也许我们都会感到好受一些,但尖声喊叫的作用只是让事情变得对每个人来说都更糟糕。诅咒黑暗并不能给这个境况带来光明。

反而,很关键的是,首先要记住前面讨论过的那些长处,并决定尽最大努力过好我们共同的生活。要想掌控局面,这是很重要的一步。照料伙伴的感受可能会受到他们对局面掌控度的感觉的影响。有关控制源的研究揭示了内部和外部控制源的不同之处。内部控制源是一个人相信自己比外部环境更能掌控形势的信念,而外部控制源则相反。内部控制源减弱跟习得性无助有关,这跟身体和心理健康状况变差以及死亡率上升也是相关联的。照料伙伴的负担感也许跟他们自己和被照料者的内部控制源减弱是部分相关联的。也就是说,如果一个人感到越来越无法控制形势,负担感和累赘感就会加强。自我价值感会受到照料中感知到的成功和失败的影响,而这些可能跟照料伙伴的内部控制源部分相关联。所以,我们越相信我们能掌控形势,我们的内部控制源就越强,我们的自我价值感也就越强,我们感受到的失败也就越少。当然,照料伙伴经常会感到自己能掌控的东西很少。

那么如何加强我们的内部控制源呢?

我们可以在下述几个方面努力加强。

(1)接受患者的相关缺陷,并且不让它们成为我们所关注的最重要的方面。

(2)关注并利用患者仍保留的长处。

(3)以极大的同情心去看待受阿尔茨海默病困扰的脆弱的患者,记住我们感受到的爱,以及患者如何顽强地尝试应对他压根儿就不想经受的脑损伤的影响。

(4)记住患者也许自尊心受到了深深的伤害,感到极其窘迫甚至愧疚,因此他更需要得到支持。

所以我们每次回答重复的问题时,都应像是第一次回答一样,并且保持平静,或许这样做了很多次以后,再回答时要他"猜一下",也许他会猜对的,因为他的内隐记忆仍在工作。也许他可以重新叠一下浴巾并把它们放在恰当的地方,要知道你允许他叠浴巾就是做了一件好事，因为他通过做一些能帮上忙的事情就能获得成就感。或者，你们可以一起叠浴巾，并邀请他跟你一起把浴巾放到恰当的地方，这样多做几次，以便你们在去同一个衣橱的路上多走几次，也就强化了他脑中恰当的地方的记忆。或者，如果他坚持将桌上的那个小包裹放到冰箱里，就干脆把它放到冰箱里，如果它真的不属于那儿，那就稍后再把它拿出来。根本没有必要陷入费劲的讨论中，比如为什么那个小包裹不该放在冰箱，或者浴巾叠得不对，或者不该将浴巾放在卧室的衣橱里，这是不会有任何结果的。你的亲人只是在试着帮上忙，不想成为负担，他在尽自己最大的努力，所以都随他去吧，并且真诚地充满爱意地说一声"谢谢"。所有这些行为的核心是接受亲人的缺陷，并勇敢迎接挑战，用一个人所能聚集的、最平静的友善和爱怜去面对，并尽自己所能把事情做好。如此一来，每个人的血压就能够保持在健康水平。

这容易做到吗？

当然不容易，在开始的时候肯定很难做到。但是通过不懈练习，集中注意力，并注重培养爱心和同情心，随着时间推移，这必定会变得越来越容易。最终，如果我们至少在某些方面成功了，当我们回顾这些时光时，我们会很高兴我们曾努力尝试运用这种方式,因为我们成功地制造了一些美好时光,那是一份馈赠,我们将为自己创造了它而自豪。

但是,真正做好所有这些事情的基础是什么呢?

回答这个问题可以参考下面这个例子。美国马里兰州银泉市圣十字医院成人医疗中心举办了照料者教育系列讲座,我在其中做了一次讲座。我谈到了患有阿尔茨海默病的人仍然拥有的完好的能力,在我讲完以后,一对年轻夫妇走近我,告诉我他们被诊断出患有阿尔茨海默病的长辈现在跟他们住在一起。他们接着问我:"你所说的这一切,就是在告诉我们不应该放弃这些人吗?""完全正确!"我回答道。去做其他所有的事情都应该从这个观点出发:我们不能因为某个人有疾病导致的脑损伤引起的缺陷而放弃他。

我们为什么不应该放弃被诊断出患有阿尔茨海默病的人?

回答这个问题的一个方式是,想一想是什么激发了前面提到的年轻夫妇提出这个问题,并回到前文提到的患者仍拥有的长处的清单。鉴于患者有这么多长处,那么放弃患者就跟放弃某个拥有同样长处的健康的人一样是不可理解的。也许患者不能回想起今天是星期几或会反复问同一个问题,凭外貌认不出亲戚,把女儿叫作"母亲"(由于找词困难),或说他刚吃的意大利香肠三明治是他平生第一次吃到的(尽管在他幼时他家经营着一家熟食店,他经常吃意大利香肠三明治),这也并不意味着前文列举的长处消失了,而且这肯定不意味着患者没有自我意识或者他家里宛如"空无一人"。患有阿尔茨海默病的人,尽管他们的认知和思考能力的某些方面受到了损伤,但他们仍然是人。下面这个例子也许会有启发性。

一位男士被诊断出患有额颞叶痴呆,这种类型的脑损伤导致的功能障碍之一是原发性进行性失语(primary progressive aphasia,PPA)。患上原发性进行性失语之后,语言能力会慢慢地越来越受损,最终说话能力几乎完全丧失,阅读、书写和言语理解的能力也会受到影响。当这位男士接受一位语言病理医师的评估的时候,他非常吃力地说出"PPA",并且又做了一个大拇指朝下的手势。在一次大会专题讨论会的问答时段,这位语言病理医师向我介绍了这种情形,并接着问我:"那我对此该说什么呢?"我回答说,如果是我在那种情形下,我会说下面这类话:

是的,PPA 的确糟糕透了(我用的是另外一个语气更强烈的词），如果我能够帮你让它消失，我会毫不犹豫地立马去做。很抱歉我做不到，但是我会跟你一起努力，以便尽我们所能去共同面对。

提问者感谢了我，并说："这真的是一个很好的答复。"他赞同我的观点，即患者仍然"在那儿"，值得被怜悯、被认可、被关爱。毕竟，患者对自己的病情进行了非常敏锐的观察。的确，他不能说出那些能确切表达他对自己的诊断结果及其意义的感受的词语，但他用了一个完美的手势表达了他的感受。无法说出正确的词语，或者无法正确发音，或者无法说出很多词，这些并不意味着他消失了。

我母亲在她 80 多岁被诊断出患有血管性痴呆之后，被禁锢在了轮椅上。她很少说话，但当我静静地坐在她身旁握着她的手的时候，她常常打破沉默说："请永远不要离开我。"言语真的无法表达我在那个时刻感受到的辛酸。在我不得不给她换成人纸尿布的时候，我也有同样的感受，她脸上的表情似乎在说，这是她最不希望我替她做的事情。她在很多方面都是脆弱的，并敏锐地感受到了这点。爱的慰藉是她所需要的，也是我能提供给她的。毕竟，她是我的母亲。

除了了解到患者会因痴呆而丧失某种思考能力以外，我们还需要注意很多其他方面的问题。正如前文的长处清单里提到的,患者能够获得成就感,但如果没有他人的关心,他们是无法获得这种感受的,哪怕只是片刻也不可能。

约翰·基利克在写给我的一封信里提及了一个极好的例子,是关于一位被诊断出患有阿尔茨海默病并住在护理院的女士的。

有一天,我以诗人的身份来到一家护理院跟患者一起工作。我被引荐给皮奇(Peachey),她非常流畅并满怀激情地讲述了她的人生故事。我根据她的故事创作了一首诗,完全用她自己的语言。一周后我把诗带回去给她,读给她听,并给她拷贝了一份。她马上在住所转了一圈并召集所有在岗的员工去听她朗读。她在一个走廊里布置了几排椅子,她自己爬上其中一把椅子,并在我的扶持下把诗读给他们听,仿佛她在剧院演出一般。每个人都鼓掌了。

第二周,我返回了那家护理院,并敲开了她的房门。当我进入房间后,我看到员工们已经用相框把她的诗装裱起来并挂在墙上。她用手指着它,“读那个。”她说道。我走过去并小声读起来。“不是的,大声读出来!”她命令道。我朗读了那首诗。“你觉得它怎么样?"她问道。"棒极了!"我回答道。"我也是这么认为的。"她说。"一个好心人有一天来到这儿写下了它。"她全然不知道那个人就是我。

皮奇

当我们走下飞机的时候,

小棚屋里的那个男子,

在兜售他拍摄的照片。

他说"这就是那位女士"。

他不需要熟识的累积。

这是亲耳所闻。

我在学校时并非才华出众,

但男孩们总在我后面追着喊我……

男孩们给我取了个绰号"皮奇"。

我并不喜欢它。

我不知道那是一份礼物。

但那个老师有一点心动;

他当然什么都没说,

但一切都在他的眼神里。

我大声取笑别人,

他们也取笑我。

但我不知道任何笑话。

全都是原汁原味自创的幽默。

如果合适我就说。

间歇性的。我会大笑而且喜欢它。

我曾经为人们歌唱，

唱一些应景的歌。

在我第一次唱的时候，

我以为我会被呵斥，

因为唱得不着调。

但生活就是歌唱。

我会说,但那不是我的风格,

跟人搭讪,

我不是掌控全场的那个人,

我话语不多,那就是我。

我也不认识任何不高兴的人。

我打赌你从未如此接近过大自然!

皮奇记得有一位友善的男士来过她的房间,并写下了她的这些话语,这些话语现在被装裱起来并挂在墙上展示,但是她回想不起那位男士就是约翰·基利克,现在又一次站在了她面前。约翰和皮奇一起创造了美好的时光,以各自的方式记住了这些时光,他们一起为彼此提供了一种特别的满足感。皮奇能够讲述自己的人生故事并有一位热心的听者愿意倾听,她从听者的欣赏中找到了满足感,得到了尊重。对于老人来说,无论诊断状态如何,他们在思考和讲述人生故事的时候,能被倾听和欣赏就是意义重大的。基利克找到的满足感在于,作为一位作家、诗人,他乐于帮助皮奇及其他患有阿尔茨海默病的人,他能利用自己的敏感和才华,使患者能够被倾听;使他们能够感受美好时光;使他们能够欢笑,感受到快乐和温暖;使他们能够最大限度地做自己,并且感受到真正无价的精神的重生。

我们如何了解和照料被诊断出患有阿尔茨海默病的人,跟我们如何看待他们是密切相关的——"我们"指的是家庭成员、朋友以及专业照料伙伴。但是,今天在"我们"队列中的很多人很可能明天就成为"患者"中的一员了。

评价一个社会可以根据它是如何对待这个社会里最脆弱的成员来做判断,这当然包括患有阿尔茨海默病的人和他们的照料伙伴。约翰·基利克聆听了皮奇和其他人的话语,并把他们的话语变成了诗,彭妮·哈里斯(Penny Harris)组织了一个跨代合唱团,伊丽莎白·洛肯创建了"通过艺术打开心扉"项目,莉萨·斯奈德听取了比尔的意见并跟他协作创建了互助小组,还有特纳·阿朗佐帮助改善了八福园区的照料文化。以上每一种尝试都是令人敬佩的,也是大有益处的。

这些尝试以及其他类似的尝试,是否应该被推广到更大范围,以帮助能从这类项目受益的数百万患者和他们的照料伙伴?

这么做并由此提高数百万患者的生活质量,需要什么样的私营企业、本地社区、地方政府的行动? 如何让我们的政治意愿集中起来迈向这个目标?

目前的对待被诊断出患有阿尔茨海默病的人的不太理想的方式,揭示出我们作为人类以及我们整个社会的优先事项应该是什么呢?

我们——每一个人——希望如何被评价和对待呢?

上述问题的答案将会如何引导我们的子孙后代呢? 也许有一天他们会成为照料我们和其他人的人。

我们对上述这些问题和相关问题的回答,不仅会反映在我们自己的生活质量上,也会反映在一代代的后来人身上。因此,我们完全有理由把阿尔茨海默病提出的挑战作为一个机遇,让自己和后来人成为最善良的人类。希勒尔(Hillel)的话非常贴切:"如果不是现在,那又是什么时候呢?"

参考文献

Adams, T. (2003). Developing an inclusive approach to dementia care. *Practice*, 15, 45-56.

Adams, T. , & Gardiner, P. (2005). Communication and interaction within dementia care triads. *Dementia*, 4, 185-205.

Adamson, J. , & Shamale, A. (1965). Object loss, giving up, and the onset of psychiatric disease. *Psychosomatic Medicine*, 27, 557-576.

Adolphs, R. (2005). What is special about social cognition? In J. T. Cacioppo (Ed.), *Social neuroscience: People thinking about people* (pp. 269-286). Boston, MA: MIT Press.

Albert, N. S. , Naeser, M. A. , Levine, H. L. , & Garvey, J. (1984). Ventricular size in patients with dementia of the Alzheimer's type. *Archives of Neurology*, 41, 1258-1263.

Allan, K. , & Killick, J. (2000). Undiminished possibility: The arts in dementia care. *Journal of Dementia Care*, 8, 16-18.

Allan, K. , & Killick, J. (2014). Communication and relationships: An inclusive social world. In M. Downs & B. Bowers (Eds.), *Excellence in dementia care: Research into practice* (2nd ed., pp. 240-255). New York: McGraw-Hill.

American Psychiatric Association. (2013). *Diagnostic and statistical manual of mental disorders* (5th ed.). Arlington, VA: American Psychiatric Publishing.

Ballard, C. , & Hulford, L. (2006). Drugs used to relieve the behavioral symptoms of dementia. In J. C. Hughes (Ed.), *Palliative care in severe dementia* (pp. 65-75). London, England: Quay Books.

Barber, S. J. , Mather, M. , & Gatz, M. (2015). How stereotype threat affects healthy older adults' performance on clinical assessments of cognitive decline: The key role of regulatory fit. *Journals of Gerontology:*

Psychological Sciences, 70, 891-900.

Barr, R. , & Hayne, H. (2000). Age-related changes in imitation: Implications for memory development. In C. Rovee-Collier, L. P. Lipsitt, & H. Hayne (Eds.), *Progress in infancy research* (Vol. 1, pp. 21-67). Mahwah, NJ: Erlbaum.

Basting, A. D. (2003). Exploring the creative potential of people with Alzheimer's disease and related dementia: Dare to imagine. In J. L. Ronch & J. G. Goldfield (Eds.), *Mental wellness in aging: Strengths-based approaches* (pp. 353-367). Baltimore, MD: Health Professions Press.

Basting, A. D. (2006). Arts in dementia care: "This is not the end. It's the end of this chapter." *Generations*, 30, 16-20.

Basting, A. D. , & Killick, J. (2003). *The arts and dementia care: A resource guide*. Brooklyn, NY: National Center for Creative Aging.

Baudic, S. , Dalla Barba, G. , Thibaudet, M. C. , Smagghe, A. , Remy, P. , & Traykov, L. (2006). Executive function deficits in early Alzheimer's disease and their relations with episodic memory. *Archives of Clinical Neuropsychology*, 21, 15-21.

Benjamin, B. J. (1999). Validation: A communicative alternative. In L. Volicer & L. Bloom-Charette (Eds.), *Enhancing the quality of life in advanced dementia* (pp. 107-125). Philadelphia, PA: Brunner/Mazel.

Beuscher, L., & Grando, V. T. (2009). Using spirituality to cope with early stage Alzheimer's disease. *Western Journal of Nursing Research*, 31, 583-598.

Blessed, G., Tomlinson, B. E., & Roth, M. (1968). The association between quantitative measures of dementia and of senile change in the grey matter of elderly subjects. *British Journal of Psychiatry*, 114, 797-811.

Borrie, C. (2015). *The long hello: Memory, my mother, and me*. New York, NY: Simon & Schuster.

Boyle, P. A., Buchman, A. S., Wilson, R. S., Yu, L., Schneider, J. A., & Bennett, D. A. (2012). Effect of purpose in life on the relation between Alzheimer's disease pathologic changes on cognitive function in advanced age. *Archives of General Psychiatry*, 69, 499-506.

Brooker, D. (2006). *Person-centred dementia care : Making services better*. London, England : Kingsley.

Brooker, D. (2012). Understanding dementia and the person behind the diagnostic label. *International Journal of Person Centered Medicine*, 2(1), 11-17.

Brooker, D. , La Fontaine, J. , de Vries, K. , & Latham, I. (2013). The development of PIECE-dem : Focussing on the experience of care for people living with advanced dementia. *British Psychological Society Clinical Psychology Forum*, 250, 38-46.

Buber, M. (1937). *I and thou* (R. Gregor Smith, trans). Edinburgh, Scotland : Clark.

Cheston, R. , & Bender, M. (1999). *Understanding dementia : The man with the worried eyes*. London, England : Kingsley.

Cohen, D. , & Eisdorfer, C. (2002). *The loss of self : A family resource for the care of Alzheimer's disease and related disorders* (rev. ed.). New York : Norton.

Cohen-Mansfield, J. (2014). Understanding behaviour. In M. Downs &B. Bowers (Eds.), *Excellence in dementia care : Research into practice* (2nd ed. , pp. 220-239).

New York, NY: McGraw-Hill.

Cohen-Mansfield, J. , & Marx, M. S. (1992). The social network of the agitated nursing home resident. *Research on Aging*, 14, 110-123.

Cooney, E. (2001, October). Death in slow motion. *Harper's Magazine*, pp. 43-58.

Cooney, E. (2004). *Death in slow motion: A memoir of a daughter, her mother, and the beast called Alzheimer's.* New York, NY: HarperCollins.

Csikszentmihalyi, M. (1990). *Flow: The psychology of optimal experience.* New York, NY: Harper & Row.

Davidson, A. (2006). *A curious kind of widow: Loving a man with advanced Alzheimer's.* McKinleyville, CA: Fithian Press.

Davies-Thompson, J. , Pancaroglu, R. , & Barton, J. (2014). Acquired prosopagnosia: Structural basis and processing impairments. *Frontiers in Bioscience*, 6, 159-174.

de Bleser, R. , & Weisman, H. (1986). The communicative impact of non-fluent aphasia on the dialogue behavior of linguistically unimpaired partners. In F. Lowenthal &

F. Vandamme (Eds.), *Pragmatics and education* (pp. 273-285). New York, NY: Plenum.

de Medeiros, K., Saunders, P. A., Doyle, P. J., Mosby, A., & Van Haitsma, K. (2011). Friendships among people with dementia in long-term care. *Dementia*, 11, 363-381.

Dennett, D. C. (1988). The intentional stance in theory and practice. In A. Whiten & R. W. Byrne (Eds.), *Machiavellian intelligence* (pp. 180-202). Oxford, England: Oxford University Press.

Dick, M. B., Kean, M. L., & Sands, D. (1989). Memory for internally generated words in Alzheimer's type dementia: Breakdown in encoding and semantic memory. *Brain and Cognition*, 9, 88-108.

Downs, M., & Bowers, B. (2014). *Excellence in dementia care: Research into practice* (2nd ed.). New York, NY: McGraw-Hill.

Doyle, P. J., & Rubinstein, R. L. (2013). Challenges to the implementation of a person-centered ideal within a dementia specific long-term care context. In J. Ronch & A. Weiner (Eds.), *Models and pathways for person-*

centered elder care (pp. 293-314). Baltimore, MD: Health Professions Press.

Edwards, C. , McDonnell, C. , & Merl, H. (2013). An evaluation of a therapeutic garden's influence on the quality of life of aged care residents with dementia. *Dementia*, 12, 494-510.

Elvish, R. , Burrow, S. , Cawley, R. , Harney, K. , Graham, P. , Pilling, M. ,... Keady, J. (2014). Getting to know me: The development and evaluation of a training programme for enhancing skills in the care of people with dementia in general hospital settings. *Aging and Mental Health*, 18, 481-488.

Fleischman, D. A. , Gabrieli, J. D. E. , Rinaldi, J. A. , Reminger, S. L. , Grinnell, E. R. , Lange, K. L. , & Shapiro, R. (1997). Word-stem completion priming for perceptually and conceptually encoded words in patients with Alzheimer's disease. *Neuropsychologia*, 35, 25-35.

Franzen, J. (2001, September 10). My father's brain: What Alzheimer's takes away. *The New Yorker*, pp. 81-91.

Fritsch, T. , Kwak, J. , Grant, S. , Lang, J. ,

Montgomery, R. R. , & Basting, A. (2009). Impact of TimeSlips, a creative expression intervention program, on nursing home residents with dementia and their caregivers. *The Gerontologist*, 49, 117-127.

Fuchs, E. (2005, May 8). Alzheimer's: A mother-daughter act. *The New York Times*.

Fukushima, T. , Nagahata, K. , Ishibashi, N. , Takahashi, Y. , & Moriyama, M. (2005). Quality of life from the viewpoint of patients with dementia in Japan: Nurturing through an acceptance of dementia by patients, their families and care professionals. *Health and Social Care in the Community*, 13, 30-37.

Gawande, A. (2014). *Being mortal: Medicine and what matters in the end*. New York, NY: Metropolitan Books.

Giannakopoulos, P. , Hof, P. R. , Giannakopoulos, A. , Herrmann, F. R. , Michel, J. , & Bouras, C. (1995). Regional distribution of neurofibrillary tangles and senile plaques in the cerebral cortex of very old patients. *Archives of Neurology*, 52, 1150-1159.

Green, R. C. , Goldstein, F. C. , Mirra, S. S. , Alazraki, N. P. , Baxt, J. L. , & Bakay, R. A. (1995). Slowly progressive apraxia in Alzheimer's disease. *Journal of Neurology, Neurosurgery, and Psychiatry*, 59, 312-315.

Grosse, D. A., Wilson, R. S., & Fox, J. H. (1990). Preserved word stem completion priming of semantically encoded information in Alzheimer's disease. *Psychology and Aging*, 5, 304-306.

Hamington, M. (2004). *Embodied care: Jane Addams, Maurice Merleau-Ponty, and feminist ethics*. Urbana, IL: University of Illinois Press.

Harré, R. (1983). *Personal being*. Oxford, England: Blackwell.

Harré, R. (1991). The discursive production of selves. *Theory and Psychology*, 1, 51-63.

Harris, P. B. (2004). The perspective of younger people with dementia: Still an overlooked population. *Social Work in Mental Health*, 2, 17-36.

Harris, P. B. (2012). Maintaining friendships in early stage dementia: Factors to consider. *Dementia*, 11, 305-314.

Harris, P. B. (2016). Resilience and living well with dementia. In C. Clarke & E. Wolverson (Eds.),

Positive psychology approaches to dementia (pp. 133-151). London, England: Kingsley.

Harris, P. B., & Caporella, C. A. (2014). An intergenerational choir formed to lessen Alzheimer's disease stigma in college students and decrease the social isolation of people with Alzheimer's disease and their family members: A pilot study. *American Journal of Alzheimer's Disease and Other Dementias*, 29, 270-281.

Harris, P. B., & Keady, J. (2004). Living with early-onset dementia: Exploring the experience and developing evidence-based guidelines for practice. *Alzheimer's Care Quarterly*, 5, 111-122.

Hawthorne, G. (2006). Measuring social isolation in older adults: Development and initial validation of the friendship scale. *Social Indicators Research*, 77, 521-548.

Hayne, H., Boniface, J., & Barr, R. (2000). The development of declarative memory in human infants: Age-related changes in deferred imitation. *Behavioral Neuroscience*, 114, 77-83.

Hill, H. (2003). A space to be myself. *Signpost*, 7(3),

37-39.

Howard, D. V. (1991). Implicit memory: An expanding picture of cognitive aging. *Annual Review of Gerontology and Geriatrics*, 11, 1-22.

Hubbard, G., Cook, A., Tester, S., & Downs, M. (2002). Beyond words: Older people with dementia using and interpreting nonverbal behavior. *Journal of Aging Studies*, 16, 155-167.

Hughes, J. C. (2011). *Thinking through dementia*. Oxford, England: Oxford University Press.

Hughes, J. C. (2014). *How we think about dementia*. London, England: Kingsley.

Hughes, J. C., & Baldwin, C. (2006). *Ethical issues in dementia care: Making difficult decisions*. London, England: Kingsley.

Hughes, J. C., Louw, S. J., & Sabat, S. R. (Eds.). (2006). *Dementia: Mind, meaning, and the person*. Oxford, England: Oxford University Press.

Hurd, M. D., Martorell, P., Delavande, A., Mullen, K. J., & Langa, K. M. (2013). Monetary costs of dementia in the United States. *New England Journal of*

Medicine, 368, 1326-1334.

Ice, G. H. (2002). Daily life in a nursing home: Has it changed in 25 years? *Journal of Aging Studies*, 16, 345-359.

Jones, E. E. , & Harris, V. A. (1967). The attribution of attitudes. *Journal of Experimental Social Psychology*, 3, 1-24.

Kahn, R. (1971). *The boys of summer*. New York, NY: Harper & Row.

Kahn-Dennis, K. (2002). The person with dementia and artwork: Art therapy. In P. B. Harris (Ed.), *The person with Alzheimer's disease: Pathways to understanding the experience* (pp. 246-269). Baltimore, MD: Johns Hopkins University Press.

Keady, J. , Jones, L. , Ward, R. , Koch, S. , Swarbrick, C. , Hellstrom, I. , ... Williams, S. (2012). Introducing the bio-psychosocial model of dementia through a collective case study design. *Journal of Clinical Nursing*, 22, 2768-2777.

Kiecolt-Glaser, J. K. , Preacher, J. K. ,MacCallum, R. C. , Atkinson, C. Malarkey, W. B. , & Glaser, R. (2003).

Chronic stress and age-related increases in the pro-inflammatory cytokine IL-6. *Proceedings of the National Academy of Sciences of the USA*, 100, 9090-9095.

Killick, J. (1997). *You are words*. London, England: Hawker.

Killick, J. (2000). *Openings: Dementia poems and photographs*. London, England: Hawker.

Killick, J. (2008). *Dementia diary: Poems and prose*. London, England: Hawker.

Killick, J. (2012). *Playfulness and dementia: A practical guide*. London, England: Kingsley.

Killick, J. (2016). Creativity and dementia. In C. Clarke & E. Wolverson(Eds.), *Positive psychology approaches to dementia* (pp. 175-195). London, England: Kingsley.

Kitwood, T. (1995). Positive long-term changes in dementia: Some preliminary observations. *Journal of Mental Health*, 4, 133-144.

Kitwood, T. (1998). *Dementia reconsidered: The person comes first*. Philadelphia, PA: Open University Press.

Knopman, D. S., Parisi, J. E., Salviati, A., Foriach-

Robert, M. , Boeve,B. F. , Ivnik, R. J. , ... Petersen, R. C. (2003). Neuropathology of cognitively normal elderly. *Journal of Neuropathology and Experimental Neurology*, 62, 1087-1095.

Kontos, P. (2004). Ethnographic reflections on selfhood, embodiment and Alzheimer's disease. *Aging and Society*, 24, 829-849.

Kontos, P. (2005). Embodied selfhood in Alzheimer's disease: Rethinking person-centred care. *Dementia*, 4, 553-570.

Kontos, P. C. (2012). Rethinking sociability in long-term care: An embodied dimension of selfhood. *Dementia*, 11, 329-346.

Kramer, B. (1997). Gain in the caregiving experience: Where are we? What's next? *The Gerontologist*, 37, 218-232.

Kutner, N. G. , Brown, P. J. , Stavisky, R. C. , Clark, W. S. , & Green, R. C. (2000). "Friendship" interactions and expression of agitation among residents of a dementia care unit: Six-month observational data. *Research on Aging*, 22, 188-205.

Lachman, M. E. (1986). Locus of control in aging research: A case for multidimensional and domain specific assessment. *Psychology and Aging*, 1, 34-40.

Langer, E. J. , & Rodin, J. (1976). The effects of choice and enhanced personal responsibility for the aged: A field experiment in an institutional setting. *Journal of Personality and Social Psychology*, 34,191-198.

Lavretsky, H. (2014). *Resilience and aging research and practice*. Baltimore, MD: Johns Hopkins University Press.

Levy, B. (1996). Improving memory in old age through implicit self-stereotyping. *Journal of Personality and Social Psychology*, 71, 1092-1107.

Lieberman, M. A. , & Tobin, S. S. (1983). *The experience of old age: Stress, coping, and survival*. New York, NY: Basic Books.

Lokon, E. , & Dana, C. (2014, January-February). Using art to overcome cognitive barriers. *Leading Age Magazine*, 4, 1-6.

Lokon, E. , Kinney, J. M. , & Kunkel, S. (2012). Building bridges across age and cognitive barriers through art:

College students' reflections on an intergenerational program with elders who have dementia. *Journal of Intergenerational Relationships*, 10, 337-354.

Maher, B. (1970). *Principles of psychopathology*. New York, NY: McGraw-Hill.

Mak, W. (2010). Self-reported goal pursuit and purpose in life among people with dementia. *Journals of Gerontology Series B: Psychological Sciences and Social Sciences*, 66B, 177-184.

Matthews, E., Farrell, G., & Blackmore, A. (1996). Effects of an environmental manipulation emphasizing client-centred care on agitation and sleep in dementia sufferers in a nursing home. *Journal of Advanced Nursing*, 24, 439-447.

McKhann, G. M., Knopman, D. S., Chertkow, H., Hyman, B. T., Jack, C. R., Jr., Kawas, C. H., ... Phelps, C. W. (2011). The diagnosis of dementia due to Alzheimer's disease: Recommendations from the National Institute on Aging-Alzheimer's Association workgroup on diagnostic guidelines for Alzheimer's disease. *Alzheimer's and Dementia*, 7, 263-269.

Mead, R. (2013, May 20). The sense of an ending. *The New Yorker*, pp. 92-103.

Mittleman, M. S., Ferris, S. H., Shulman, E., & Steinberg, G. (1996). A family intervention to delay nursing home placement of patients with Alzheimer's disease. *JAMA*, 276, 1725-1731.

Morris, R. G., & Kopelman, M. D. (1986). The memory deficits in Alzheimer's type dementia: A review. *Quarterly Journal of Experimental Psychology*, 38A, 575-602.

Moyle, W., Venturato, L., Cooke, M., Murfield, J., Griffiths, S., Hughes, J., & Wolf, N. (2016). Evaluating the capabilities model of dementia care: A non-randomized controlled trial exploring resident quality of life and care staff attitudes and experiences. *International Psychogeriatrics*, 28, 1091-1100.

National Institute on Aging. (2003, December). *Alzheimer's disease: Unraveling the mystery* (No. 02-3782). Bethesda, MD: National Institutes of Health.

Nolan, M. R., Davies, S., Brown, J., Keady, J., & Nolan, J. (2004). Beyond "person-centred care": A new vision gerontological nursing. *International Journal of Older People Nursing*, 13, 45-53.

Partridge, F. M., Knight, R. G., & Feehan, M. (1990). Direct and indirect memory performance in patients with senile dementia. *Psychological Medicine*, 20, 111-118.

Patterson, T. L., & Grant, I. (2003). Interventions for caregiving in dementia: Physical outcomes. *Current Opinion in Psychiatry*, 16,629-633.

Perani, D., Bressi, S., Cappa, S. F., Vallar, G., Alberoni, M., Grassi, F.,... Fazio, F. (1993). Evidence of multiple memory systems in the human brain. *Brain*, 116, 903-919.

Phinney, A., Wallhagen, M., & Sands, L. P. (2002). Exploring the meaning of symptom awareness and unawareness in dementia. *Journal of Neuroscience Nursing*, 34, 79-90.

Power, G. A. (2010). *Dementia beyond drugs*. Baltimore, MD: Health Professions Press.

Pringle, D. (2003). Discourse: Making moments matter. *Canadian Journal of Nursing Research*, 35, 7-13.

Quayhagen, M. P., Quayhagen, M., Corbeil, R. R.,

Hendrix, R. C. , Jackson, J. E. , Snyder, L. , &
Bower, D. (2000). Coping with dementia: Evaluation of
four nonpharmacologic interventions. *International
Psychogeriatrics*, 12, 249-265.

Raia, P. (1999). Habilitation therapy: A new starscape. In
L. Volicer &L. Bloom-Charette (Eds.), *Enhancing the
quality of life in advanced dementia* (pp. 21-37).
Philadelphia, PA: Brunner / Mazel.

Randolph, C. , Tierney, M. C. , & Chase, T. N. (1995).
Implicit memory in Alzheimer's disease. *Journal of
Clinical and Experimental Neuropsychology*, 17,
343-351.

Richards, K. , Sullivan, S. , Phillips, R. , Beck, C. K. , &
Overton-McCoy, A. L. (2001). Effect of individualized
activities on the sleep of nursing home residents who are
cognitively impaired elders: A pilot study. *Journal of
Gerontological Nursing*, 27, 30-37.

Russo, R. , & Spinnler, H. (1994). Implicit verbal memory
in Alzheimer's disease. *Cortex*, 30, 359-375.

Rusted, J. , Sheppard, L. , & Waller, D. (2006). A multi-
centre randomized control group trial on the use of art

therapy for older people with dementia. *Group Analysis*, 39, 517-536.

Sabat, S. R. (1991). Facilitating conversation via indirect repair: A case study of Alzheimer's disease. *Georgetown Journal of Languages and Linguistics*, 2, 284-296.

Sabat, S. R. (2001). *The experience of Alzheimer's disease: Life through a tangled veil*. Oxford, England: Blackwell.

Sabat, S. R. (2003). Some potential benefits of creating research partnerships with people with Alzheimer's disease. *Research Policy and Planning*, 21, 5-12.

Sabat, S. R. (2006). Implicit memory and people with Alzheimer's disease: Implications for caregiving. *American Journal of Alzheimer's Disease and Other Dementias*, 21, 11-14.

Sabat, S. R. (2011). Flourishing of the self while caring for a person with dementia: A case study of education, counseling, and psychosocial support via email. *Dementia*, 10, 81-97.

Sabat, S. R., & Cagigas, X. E. (1997). Extralinguistic communication compensates for the loss of verbal fluency: A case study of Alzheimer's disease. *Language and Communication*, 17, 341-351.

Sabat, S. R. , Fath, H. , Moghaddam, F. M. , & Harré, R. (1999). The maintenance of self-esteem: Lessons from the culture of Alzheimer's sufferers. *Culture and Psychology*, 5, 5-31.

Sabat, S. R. , & Harré, R. (1992). The construction and deconstruction of self in Alzheimer's disease. *Aging and Society*, 12, 443-461.

Sabat, S. R. , & Harré, R. (1994). The Alzheimer's disease sufferer as a semiotic subject. *Philosophy, Psychiatry, Psychology*, 1, 145-160.

Sabat, S. R. , & Lee, J. M. (2012). Relatedness among people diagnosed with dementia: Social cognition and the possibility of friendship. *Dementia*, 11, 311-323.

Sachweh, S. (2008). *Spurenlesen im Sprachdschungel: Kommunikation und Verstdigung mit demenzkranken Menschen* (*Following trails in the language jungle: Understanding and communicating with people with dementia*). Bern, Switzerland: Huber.

Sacks, O. (1985). *The man who mistook his wife for a hat*

and other clinical tales. New York, NY: Summit Books.

Sauer, P. E., Fopma-Loy, J., Kinney, J. M., & Lokon, E. (2016). "It makes me feel like myself": Person-centered versus traditional visual arts activities for people with dementia. *Dementia*, 15(5), 895-912.

Saunders, P. A., de Medeiros, K., Doyle, P., & Mosby, A. (2011). The discourse of friendship: Mediators of communication among dementia residents in long-term care. *Dementia*, 11, 347-361.

Schacter, D. L. (1987). Implicit memory: History and current status. *Journal of Experimental Psychology: Learning, Memory, and Cognition*, 13, 501-518.

Scholl, J. M., & Sabat, S. R. (2008). Stereotypes, stereotype threat and aging: Implications for the understanding and treatment of people with Alzheimer's disease. *Aging and Society*, 28, 103-130.

Scholzel-Dorenbos, C. J. M., Ettema, T. P., Bos, J., Boelens-van der Knoop, E., Gerritsen, D. L., Hoogeveen, F., ... Droes, R. M. (2007). Evaluating the outcome of interventions on quality of life in dementia: Selection of the appropriate scale. *International Journal of Geriatric Psychiatry*, 22, 511-519.

Schulz, R. (1976). Effects of control and predictability on the psychology of the institutionalized aged. *Journal of Personality and Social Psychology*, 33, 563-573.

Seligman, M. (1975). *Helplessness: On depression, development, and death*. San Francisco, CA: Freeman.

Shewchuk, R. M., Foelker, G. A., &Niederehe, G. (1990). Measuring locus of control in elderly persons. *International Journal of Aging and Human Development*, 30, 213-224.

Slavin, M. J., Mattingly, J. B., Bradshaw, J. L., & Storey, E. (2002). Local-global processing in Alzheimer's disease: An examination of interference, inhibition, and priming. *Neuropsychologia*, 40, 1173-1186.

Smith, G. C., & Hayslip, B. (2012). Resilience in adulthood and later life. *Annual Review of Gerontology and Geriatrics: Emerging Perspectives on Resilience in Later Life*, 32(1), 1-28.

Snowden, D. (1997). Aging and Alzheimer's disease: Lessons from the nun study. *The Gerontologist*, 37, 150-156.

Snyder, L. (2001). The lived experience of Alzheimer's: Understanding the feelings and subjective accounts of persons with the disease. *Alzheimer's Care Quarterly*, 2, 8-22.

Snyder, L. (2003). Satisfactions and challenges in spiritual faith and practice for persons with dementia. *Dementia: The International Journal of Social Research and Practice*, 2, 299-313.

Snyder, L. (2009). *Speaking our minds: What it's like to have Alzheimer's* (rev. ed.). Baltimore, MD: Health Professions Press.

Snyder, L., Jenkins, C., & Joosten, L. (2007). Effectiveness of support groups for people with mild to moderate Alzheimer's disease: An evaluative survey. *American Journal of Alzheimer's Disease and Other Dementias*, 22, 14-19.

Spaan, P. E. J., Raaijmakers, J. G. W., & Jonker. C. (2003). Alzheimer's disease versus normal aging: A review of the efficiency of clinical and experimental memory measures. *Journal of Clinical and Experimental Neuropsychology*, 25, 216-233.

Squire, L. R. (1994). Declarative and nondeclarative memory: Multiple brain systems supporting learning and memory. In D. L. Schacter & E. Tulving (Eds.), *Memory systems* (pp. 203-232). Cambridge, MA: MIT Press.

Stam, F., Wigboldus, J., & Smeulders, A. (1986). Age incidence of senile brain amyloidosis. *Pathology, Research and Practice*, 181, 558-562.

Steele, C. M. (1997). A threat in the air: How stereotypes shape intellectual identity and performance. *American Psychologist*, 52, 613-629.

Sterin, G. J. (2002). Essay on a word: A lived experience of Alzheimer's disease. *Dementia*, 1, 7-10.

Stern, Y. (2012). Cognitive reserve in aging and Alzheimer's disease. *Lancet Neurology*, 11, 1006-1012.

Stuckey, J. C., Post, S. G., Ollerton, S., FallCreek, S. J., & Whitehouse, P. J. (2002). Alzheimer's disease, religion, and the ethics of respect for spirituality: A community dialogue. *Alzheimer's Care Quarterly*, 3, 199-207.

Swaffer, K. (2015). Dementia and prescribed disengagement. *Dementia*,14, 3-6.

Tomlinson, B. E. , Blessed, G. , & Roth, M. (1968). Observations on the brains of non-demented old people. *Journal of Neurological Science*,7, 331-336.

Tomlinson, B. E. , Blessed, G. , & Roth, M. (1970). Observations on the brains of demented old people. *Journal of Neurological Science*, 11,205-242.

van der Spek, K. , Gerritsen, D. L. , Smalbrugge, M. , Nelissen-Vrancken, M. H. , Wetzels, R. B. , Smeets, C. H. , ... Koopmans, R. T. (2016). Only 10% of psychotropic drug use for neuropsychiatric symptoms in patients with dementia is fully appropriate. The PROPER-I Study. *International Psychogeriatrics*, 28, 1589-1595.

Ward, R. , Howorth, M. , Wilkinson, H. , Campbell, S. , & Keady, J. (2011). Supporting the friendships of people with dementia. *Dementia*, 11,287-303.

Washburn, A. M. , Sands, L. P. , & Walton, P. J.

(2003). Assessment of social cognition in frail older adults and its association with social functioning in the nursing home. *The Gerontologist*, 43, 203-212.

Weaks, D. , Johnson, R. , Wilkinson, H. , & McLeod, J. (2009). *Developing nursing practice: A counselling approach to delivering postdiagnostic dementia.* Edinburgh, Scotland: Burdett Trust for Nursing, NHS Tayside, and the Universities of Abertay Dundee and Edinburgh.

Whitehouse, P. J. (2008). *The myth of Alzheimer's disease: What you aren't being told about today's most dreaded diagnosis.* New York, NY: St. Martin's Press.

Whitlatch, C. J. , Judge, K. , Zarit, S. H. , & Femia, E. (2006). Dyadic intervention for family caregivers and care receivers in early-stage dementia. *The Gerontologist*, 46, 688-694.

Windle, G. (2012). The contribution of resilience to health aging. *Perspectives in Public Health*, 132, 159-160.

Wolverson, E. , Clarke, C. , & Moniz-Cook, E. (2010). Remaining hopeful in early-stage dementia: A qualitative study. *Aging and Mental Health*, 14, 450-460.

Wolverson, E. , & Patterson, K. (2016). Growth. In C. Clarke & E. Wolverson (Eds.), *Positive psychology approaches to dementia* (pp. 152-174). London, England: Kingsley.

Yamashita, T. , Kinney, J. M. , & Lokon, E. (2011). The impact of a gerontology course and a service-learning program on college students' attitudes toward people with dementia. *Journal of Applied Gerontology*, 32, 139-163.

Yee-Melichar, D. (2011). Resilience in aging: Cultural and ethnic perspectives. In B. Resnick, L. P. Gwyther, & K. A. Roberto (Eds.), *Resilience in aging: Concepts, research and outcomes* (pp. 133-146). New York, NY: Springer.

Younger, D. , & Martin, G. (2000). Dementia care mapping: An approach to quality audit of services for people with dementia in two health districts. *Journal of Advanced Nursing*, 32, 1206-1212.

Zarit, S. H. , Kim, K. , Femia, E. E. , Almeida, D. M. , & Klein, L. C. (2014). The effects of adult day services on family caregivers' daily stress, affect, and health:

Outcomes from the Daily Stress and Health (DaSH) study. *The Gerontologist*, 54(4), 570-579.

Zhang, Y. B., Harwood, J., Williams, A., Ylanne-McEwen, V. ,Wadleigh, P. M., & Thimm, C. (2006). The portrayal of older adults in advertising: A cross-national review. *Journal of Language and Social Psychology*, 25, 264-282.